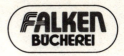

Gerhard Leibold

Eigenbehandlung durch Akupressur

Heilwirkungen · Energielehre · Meridiane

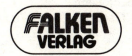

»Das große Hausbuch der Naturheilkunde«,
vom gleichen Autor im gleichen Verlag erschienen,
mit 386 Seiten und über 200 teils farbigen Abbildungen
zeigt das ganze Panorama der Heilpflanzen und der
natürlichen Behandlungsmethoden.

CIP-Kurztitelaufnahme der Deutschen Bibliothek

Leibold, Gerhard:
Eigenbehandlung durch Akupressur: Heilwirkungen, Energielehre, Meridiane/Gerhard Leibold.
[Zeichn.: Uwe Kaupenjohann]. – [Nachaufl.]. –
Niedernhausen/Ts.: Falken-Verlag, 1982.
(Falken-Bücherei)
ISBN 3-8068-0417-6

ISBN 3 8068 0417 6

© 1977/1982 by Falken-Verlag GmbH, 6272 Niedernhausen/Ts.
Nachdruck verboten
Titelbild: Axel Ruske, Taunusstein
Zeichnungen: Uwe Kaupenjohann
Gesamtherstellung: H. G. Gachet & Co., 6070 Langen bei Ffm.

Inhalt

Vorwort 7

Wissenschaftliche Theorien
zur chinesischen Punktbehandlung 9

Krankheitsentstehung und Diagnose
aus der Sicht der chinesischen Heilkunde 13
    Entstehung von Krankheiten 13
    Krankheitsfördernde Umweltenergien 15
    Innere und seelische Krankheitsursachen 19
    Die chinesische Diagnostik 23

Die Energielehre als Grundlage der Punktbehandlung 29
    Das Inn-Yang-Gesetz 29
    Körpereigene Energien 31
    Der Energie-Generator »Drei Erwärmer« 33

Anatomie der Energie-Meridiane und Behandlungspunkte 35
    Funktionen der Meridiane 35
    Die einzelnen Hauptmeridiane 37
        Dünndarm-Meridian 37
        Blasen-Meridian 39
        Dickdarm-Meridian 40
        Magen-Meridian 42
        Drei-Erwärmer-Meridian 44
        Gallenblasen-Meridian 46
        Milz-Meridian 48
        Lungen-Meridian 49
        Leber-Meridian 50
        Kreislauf-Meridian 52
        Herz-Meridian 54
        Nieren-Meridian 55

Wunder-Meridiane *57*
　　　　　Tou Mo *58*
　　　　　Jenn Mo *59*
　　　　　Tae Mo *59*
　　　　　Tchong Mo *60*
　　　　　Wei Mo *61*
　　　　　Keo Mo *61*
　　　Sehnen-Muskel- und Sonder-Meridiane *64*
　　　Chinesische Behandlungspunkte *65*

Techniken der Punkt-Behandlung *69*
　　Akupunktur *69*
　　Moxibustion *70*
　　Akupressur *70*

ABC der Heilanzeigen *75*

Sachverzeichnis *148*

Vorwort

Trotz amerikanischer »Ping-Pong-Diplomatie«, trotz wirtschaftlicher Beziehungen zwischen dem Westen und der chinesischen Volksrepublik, trotz der wenn auch bescheidenen Reisemöglichkeiten ins »Reich der Mitte « – der chinesische Kulturkreis ist für die meisten Europäer ein Buch mit sieben Siegeln geblieben, fremdartig und ein wenig bedrohlich.
Eine der Schwierigkeiten beim Versuch, die chinesische Gedankenwelt zu verstehen, ist sicher die »chinesische Mauer« der über 44 000 komplizierten, oft mehrdeutigen Schriftzeichen. Der abstrakte Begriff Geist beispielsweise wird mit dem Schriftzeichen für Herz dargestellt. Es ist daher verständlich, wenn verschiedene Autoren den gleichen Text unterschiedlich übersetzen.
Ohnehin kann die chinesische Gedankenwelt dem Europäer nur schwer verständlich gemacht werden – die zweite, mindestens ebenso hohe Barriere. Wir Europäer stehen der Natur »gegenüber«, beherrschen sie mit unserem technischen Wissen, benutzen ihre Kräfte und beuten ihre Schätze aus. Das traditionelle Verhältnis der Menschen des asiatischen Kulturkreises unterscheidet sich davon grundsätzlich. Sie versuchen, mit der Natur in Einklang zu leben, ihren Lebensrhythmus harmonisch anzupassen. Diese Grundhaltung betont das Verbindende mit der Umwelt; abendländisches Denken hebt das Trennende hervor.
Während es kennzeichnend ist für europäisches Denken, das Einfache zu komplizieren, ist die Vereinfachung des Komplizierten typisch für den asiatischen Denker. Chinesische Geistigkeit ist keine Angelegenheit der Intellektuellen und Akademiker, sondern praktische Lebenshilfe für jedermann. Asiatische Philosophen errichten keine kühnen Gedankengebäude, sie veranschaulichen das Komplizierte in Vergleichen mit alltäglichen Begebenheiten. Bescheiden lehren sie die »Weisheit des lächelnden Lebens«, bestimmt von Schlichtheit, Güte, Toleranz und Ehrfurcht vor der Schöpfung. Diese Eigenschaften sind uns fremd geworden. »Ellbogen« gelten mehr als Toleranz und Güte, schlichte, einfache Lebensführung wird mit fehlendem Erfolg gleichgesetzt, Ehrfurcht vor der Schöpfung mußte

hemmungslosem Raubbau weichen. Es ist bezeichnend für diese falsche Lebenseinstellung, daß trotz Wohlstand und nie zuvor gekanntem Komfort die Zahl der seelisch Kranken bei uns ständig zunimmt, Glück, Zufriedenheit und Selbstverwirklichung selten geworden sind. Unter diesen Aspekten wird manches verständlich, was dem Leser im vorliegenden Buch zunächst fremd, vielleicht sogar ein wenig kurios vorkommen mag. Voraussetzung für das Verständnis chinesischer Heilkunde ist, daß wir die Intoleranz gegenüber der schlichten Weisheit des Ostens ablegen, daß wir nicht herablassend, sondern frei von Mißtrauen und Vorurteilen versuchen, uns in die asiatische Gedankenwelt einzuleben. Mißtrauen und Vorurteile sind negative Einstellungen, die nicht nur den Mißerfolg beim Versuch mit der Akupressur vorprogrammieren, sondern das ganze Leben belasten.
In diesem Sinne will dieses Buch auch Anregung und Hilfe bei der Suche nach einer gesunden seelischen Einstellung zu sich selbst und zur Mitwelt sein.

Wissenschaftliche Theorien zur chinesischen Punktbehandlung

Obwohl namhafte Histologen, Neurologen, Chirurgen und Vertreter anderer medizinischer Fachgebiete zahlreiche Experimente und Untersuchungen durchführten, kann der Wirkungsmechanismus von Akupunktur und Akupressur heute noch nicht naturwissenschaftlich exakt erklärt werden. Die Forschungsergebnisse sind teilweise widersprüchlich und lassen unterschiedliche Erklärungen zu, zum Teil sind sie eher geeignet, das Vertrauen in die chinesische Heilkunde zu schmälern, als zur Aufhellung der Wirkungsweise beizutragen.

Keine der Untersuchungen kann aber bestreiten, daß Akupunktur und Akupressur tatsächlich wirksam sind und nicht selten überraschende Heilerfolge auch dort ermöglichen, wo europäische Medizin nur lindern kann oder resignieren muß.

Auch die chinesische Medizin bietet keine beweisbare, naturwissenschaftlich exakte Erklärung im Sinne europäischer Ansprüche. Vielmehr geht sie davon aus, daß in anatomisch nicht – oder noch nicht – nachweisbaren Energiebahnen, den Meridianen, Energie im Körper zirkuliert. Den Beweis dafür leiten chinesische Ärzte aus ihrer praktischen Erfahrung ab: Durch Beeinflussung der Punkte werden nachweisbare Phänomene ausgelöst, die nur durch die Annahme einer in solchen Meridianen strömenden Energie zu erklären sind.

Kritiker bezweifeln diese Erklärung oft schon allein deshalb, weil es keine objektiven Meßergebnisse zum Nachweis dieser Energie gibt, etwa vergleichbar mit der Messung der elektrischen Hautleitfähigkeit. Energie (aus dem Griechischen energeia = Kraft, Tätigkeit) bedeutet die einem Körper innewohnende Kraft zur Aktivität, zur Arbeitsleistung. Sie kann nicht direkt gemessen werden. Auch die Physik berechnet Energie aus den durch sie ausgelösten Phänomenen, beispielsweise Bewegung, Licht oder Wärme. Nur ein Vorurteil verwehrt der chinesischen Energielehre, was in der Physik unbestritten gilt.

Eine tragende wissenschaftliche Meinung ist bei uns noch nicht erkennbar, alle Theorien bleiben mehr oder weniger unvollständig und unbefriedigend. Am ehesten kann man noch die neuraltherapeutische Erklärung akzeptieren, eine Therapieform, die von der Schulmedizin noch nicht allgemein anerkannt wird.

Die *Neuraltherapie* beruht auf der Erkenntnis der *Neuralpathologie*, daß dem Nervensystem im Krankheitsgeschehen eine überragende Bedeutung zukommt. Grundsätzlich gehört jede Behandlung durch Beeinflussung des vegetativen Nervensystems zur Neuraltherapie. Im engeren Sinn versteht man darunter die Störfeld-Suche und die Segment-Therapie.

Störfelder sind krankhaft veränderte Zonen im Körper, die selbst symptomarm oder ganz beschwerdefrei bleiben können, an anderer Stelle im Organismus aber Krankheitsprozesse auslösen oder fördern. Bekannt und allgemein anerkannt ist beispielsweise, daß vereiterte Zähne oder chronisch entzündete Mandeln Rheumatismus, Herz- und Nierenleiden verursachen können. Neben solchen lokalen Ansammlungen von Krankheitserregern bilden auch abgestorbene körpereigene Elemente (tote Zähne) und Operations-, Impf- oder andere Narben Störfelder. Wenn man ein solches Störfeld saniert, also die Erreger durch Antibiotika abtötet, den Herd operativ ausräumt oder ein Lokalanästhetikum wie Procain injiziert, kommt es zur Fernwirkung auf die durch den Herd verursachten Krankheitserscheinungen an anderen Körperstellen. Bekannt ist das »Sekundenphänomen« nach Injektion von Procain: Unmittelbar nach der Injektion verschwinden Schmerzzustände in anderen Körpergebieten für mindestens zwanzig Stunden, manchmal auch dauernd. Ähnliche überraschende Wirkungen werden auch bei Akupunktur und Akupressur beobachtet.

Der Mensch ist entwicklungsgeschichtlich segmental angelegt, ähnlich wie ein Wurm, bei dem sich ein Glied ans andere fügt. Später verflechten sich die einzelnen Abschnitte und sind kaum mehr als Segmente zu unterscheiden. Nur bei der Wirbelsäule, der Haut und dem vegetativen Nervensystem bleibt die ursprüngliche Gliederung weitgehend erhalten. Auf dieser Erkenntnis basiert die *Segmenttherapie*. Jedes Hautsegment entspricht entwicklungsgeschichtlich einem ganz bestimmten inneren Organ. Durch Massage oder Injektion von Lokalanästhetika oder Reizkörpern wird über das Hautsegment auf die entsprechenden inneren Organe eingewirkt. Die

Hautzonen mit ihren Organ-Entsprechungen sind ebenso bekannt wie die Akupunktur- und Akupressur-Punkte. Bei Erkrankungen der zugehörigen Organe können sie schmerz- oder druckempfindlich werden, ein Phänomen, das wir auch bei manchen chinesischen Punkten kennen. Deshalb lag es nahe, ähnliche reflektorische Wirkungen auch bei der Akupunktur und Akupressur zu vermuten. Umgekehrt ist es ebenso denkbar, daß die Neuraltherapie nur ein Teilgebiet der chinesischen Punktbehandlung darstellt, eine Annahme, die allerdings noch nicht untersucht wurde. Exakte Beweise für Zusammenhänge zwischen Neuraltherapie und chinesischer Punkt-Therapie fehlen; eine Reihe von Erscheinungen, die bei der Akupunktur und Akupressur auftreten, können durch neuraltherapeutische Vorgänge nicht erklärt werden.

Vor allem die Neurologen vermuten, daß das zentrale Nervensystem wesentlich an den Wirkungen der Punktbehandlung beteiligt ist. Dafür spricht, daß die Sinneskörperchen für Wärme-, Kälte- und Tastsinn an den chinesischen Punkten teils vermehrt, teils vermindert nachzuweisen sind. Gewichtigstes Gegenargument: Wenn die Nadeln bei der Akupunktur direkt in den Nerv gestochen würden, müßten Empfindungsstörungen und Lähmungserscheinungen im Versorgungsbereich dieses Nerven auftreten. Solche tage- bis wochenlang andauernden Störungen sind regelmäßig nach Akupunktur *nicht* zu beobachten. Außerdem bestehen keine erkennbaren Beziehungen zwischen Meridianverläufen und Nervenbahnen. Wenn auch noch nicht geklärt ist, welche Bedeutung der Anhäufung oder Verringerung der Sinneskörperchen an den Punkten zukommt, so kann doch ein direkter Zusammenhang zwischen dem zentralen Nervensystem und der chinesischen Punktbehandlung mit ziemlicher Sicherheit ausgeschlossen werden. Anlaß zu zahlreichen Spekulationen und Theorien waren die Untersuchungsergebnisse des Koreaners Bong Han. Er will durch feingewebliche Untersuchungen festgestellt haben, daß das Meridiansystem mit den Punkten durch Gefäße und Säckchen gebildet wird. Diese sollen mit einer Flüssigkeit angefüllt sein, die auch Desoxyribonukleinsäure (DNS) enthält. Die DNS findet man gewöhnlich nur als Träger der genetischen Information in den Chromosomen des Zellkerns, wo sie in Form von Doppelspiralen vorliegt. Auch die andere Nukleinsäure, Ribonukleinsäure (RNS) genannt, kommt nur im Zellplasma vor und steuert die Bildung aller Eiweißstoffe.

Im Gehirn scheint RNS der Träger des Gedächtnisses zu sein. Es ist unklar, welche Zusammenhänge zwischen Nukleinsäuren und Energieströmungen bestehen sollen. Abgesehen davon konnten Untersuchungen anderer Wissenschaftler die Bong-Han'sche Theorie nicht bestätigen.

Nach unserem heutigen Wissen kann unter den genannten und den vielen ungenannten Theorien zur Erklärung der chinesischen Punktbehandlung allenfalls die neuraltherapeutische Theorie einigen Anspruch auf Glaubwürdigkeit erheben. Nur die chinesische Energie- und Elementenlehre vermag das gesamte Wirkungsspektrum ausreichend zu erklären. Zwar kann sie mit heutigen Methoden wissenschaftlich exakt noch nicht bewiesen werden, andererseits ist aber auch ein schlüssiger Gegenbeweis nicht möglich.

Vertrauen wir deshalb den Erfahrungen aus Jahrtausenden und begnügen uns vorerst mit der Einsicht der Chinesen: Wer heilt hat recht!

Krankheitsentstehung und Diagnose aus der Sicht der chinesischen Heilkunde

Entstehung von Krankheiten

Die chinesische Medizin versteht den Menschen als eine kleine, geschlossene Einheit, die harmonisch ins große Energiegefüge des Makrokosmos eingebettet ist. Zwischen dem einzelnen Menschen und seiner Umwelt besteht eine dauernde Wechselbeziehung, wie alles Seiende unterliegt auch der Mensch den Einflüssen der Umweltenergie.

Dieses Verständnis des Menschen als Ganzheit, als Mikrokosmos im Makrokosmos, wird allein dem Menschen gerecht, umfaßt alle seine Teile, Fähigkeiten und Beziehungen. Dennoch ist diese Betrachtung uns Europäern fremd. Abendländische Medizin wird immer mehr zum Spezialistentum, behandelt nicht mehr den kranken Menschen, sondern Organe und Körperteile. Der chinesischen Medizin ist eine solche Gliederung in Fachbereiche unbekannt, sie unterscheidet nicht in Internisten, Augenärzte, Psychologen, Chirurgen und andere Fachärzte. Aus ihrer umfassenden Betrachtungsweise resultieren Antworten auf Probleme, die westliche Medizin – wenn überhaupt – nur unzulänglich erklären kann.

Es fällt uns Abendländern schwer, den Menschen als Teil eines großen, harmonischen Ganzen zu akzeptieren, neigen wir doch eher dazu, dieses natürliche Gleichgewicht zu stören, unsere Umwelt zu beherrschen und auszubeuten. Die drohende Rohstoff- und Energieknappheit, nur ein Aspekt dieser Fehleinstellung zur Umwelt, hat uns in den letzten Jahren drastisch verdeutlicht, wohin unsere falsche Haltung schließlich führen muß.

Krankheiten entstehen nach chinesischer Lehrmeinung, wenn das Energiegleichgewicht im menschlichen Meridiansystem gestört wird. Die Ursachen solcher Störungen können im Menschen selbst liegen, zum Beispiel bei falscher Ernährung, Lebensführung gegen die »innere Uhr« (Schichtarbeit), angeborener Energieschwäche oder seelischen Störungen. Krankheiten entstehen aber auch von außen, wenn krankheitserregende Umweltenergien ins Meridiansystem eindringen.

Ein einfaches Beispiel aus der Praxis jedes Allgemeinmediziners soll den grundsätzlichen Unterschied zwischen westlicher und chinesischer Heilkunde veranschaulichen: die Erkältung. Schnupfen und Husten, die häufigsten Symptome der Erkältung, bedeuten für den westlichen Mediziner eine isolierte Krankheitserscheinung im Bereich der oberen Atemwege, hervorgerufen durch verminderte Abwehrkraft gegen Krankheitserreger infolge der reaktiven Mangeldurchblutung nach Zugluft und Nässe. Ziel westlicher Therapie ist es, die entzündeten Schleimhäute zu beruhigen und abschwellen zu lassen, die Verschleimung der Atemwege zu lösen und die Erreger zu bekämpfen. Durch diese Maßnahmen stellt der Arzt den lokalen Gesundheitszustand wieder her. Nicht erkannt und behandelt wird die eigentliche Ursache der Erkrankung. Zugluft, naßkalte Witterung, Krankheitserreger, allen diesen Krankheitsfaktoren ist jeder von uns ausgesetzt. Wären dies die eigentlichen Ursachen der Erkältung, dann müßte jeder erkranken. Wir alle wissen aber aus eigener Erfahrung, daß manche Menschen gegen Erkältungen weitgehend immun sind, während andere regelmäßig mit Beginn der kalten Jahreszeit »heimgesucht« werden. Chinesische Ärzte betrachten die Erkältung als Folge der Umweltenergien Wind, Kälte und Nässe, die ins Meridiansystem des Organismus eindrangen. Nur der energiestarke, energetisch ausgeglichene Körper kann ihnen widerstehen, der energieschwache Mensch erkrankt. Deshalb sediert der Akupunkturarzt nicht nur die eingedrungene Krankheitsenergie. Gleichzeitig sucht er nach der Ursache der Energieschwäche, stellt das Energiegleichgewicht wieder her, harmonisiert Energieströmungen in den Meridianpaaren. Dazu gehört aber auch, daß Ernährung und Lebensführung des Patienten unter die Lupe genommen werden. Ernährt der Kranke sich richtig? Führt er ein Leben im gesunden Wechsel zwischen Arbeit und Erholung? Schließlich wird der Akupunkturarzt auch die sozialen Beziehungen und die psychologische Situation des Patienten durchleuchten. Ist er »verschnupft«, wurde er also krank durch vermeintliche oder tatsächliche Kränkung?

Die gestörten Energiezonen des Körpers sind bei dieser Ganzheitstherapie nur von sekundärer Bedeutung als Hinweis auf die gestörte energetische Harmonie im Organismus.

Diese umfassende Diagnose und Therapie ermöglicht eine Heilung, die nicht nur lokale und zeitlich begrenzte Linderung bedeutet, sondern auch optimalen Schutz vor erneuter Erkrankung bietet.

Abschließend ein versöhnendes Wort: Chinesische Medizin soll nicht die abendländische Heilkunde verdrängen, soll nicht im Gegensatz zu ihr praktiziert werden. Westliche Medizin hat mit ihrer Methodik wissenschaftlicher Forschung in den letzten Jahrzehnten große Fortschritte errungen, die wir von der chinesischen Medizin nie erwarten können. Es wäre töricht, zugunsten der traditionellen östlichen Heilkunde auf diese Fortschritte zu verzichten. Die chinesische Medizin kann uns aber helfen, daß wir im Patienten nicht mehr nur den »Fall« sehen, daß wir uns wieder darauf besinnen, daß kranke Menschen unsere Hilfe erwarten. So betrachtet ist die Synthese von östlicher Weisheit und Tradition mit exakter europäischer Wissenschaft ein echter Fortschritt.

Krankheitsfördernde Umweltenergien

Tragischste Folge der Luftverschmutzung in den Großstädten und industriellen Ballungszentren sind die Smog-Todesfälle, die bei Okklusions-Wetterlagen mit Windstille und hoher Luftfeuchtigkeit regelmäßig zu beklagen sind.

Abgesehen von solchen drastischen Auswirkungen ungünstiger Wetterverhältnisse, ist es eine durch statistische Untersuchungen belegte Erfahrung, daß das Wetter unser Wohlbefinden und unsere Leistungsfähigkeit beeinflußt, latente Krankheiten zum Ausbruch bringt und den Verlauf bestehender Leiden verschlimmert. Viele Menschen leiden unter bestimmten Wetterlagen, manche spüren jede Wetterveränderung Stunden bis Tage im voraus. Alte Narben beginnen zu schmerzen, Rheumatismus flammt wieder auf, Gichtanfälle häufen sich, Kopfschmerzen und Migräne quälen die Betroffenen, Herzanfälle, Thrombosen, Schlaganfälle und sogar Selbstmorde nehmen deutlich zu. Wetterfühligkeit oder -empfindlichkeit, von Medizinern als Meteorotropismus bezeichnet, kann einen Menschen bis zur Arbeitsunfähigkeit in seinem Leistungsvermögen beeinträchtigen. Fast immer ist die Konstitution dieser Patienten durch Streß, Nervosität, Alter oder chronische Leiden vorgeschädigt.

Viele Kliniken stehen heute in dauernder Verbindung mit Meteorologischen Instituten und richten ihre Operationstermine nach der Wettervorhersage. Wenn mit Risiko-Wetterlagen wie Föhn oder Durchzug von Wetterfronten zu rechnen ist, werden die nicht so dringenden Operationen meist verschoben, Risikopatienten wie Greise oder Diabetiker nach Möglichkeit nicht operiert. Föhn kann beispielsweise einfachere chirurgische Eingriffe mit völlig unerwarteten Komplikationen belasten; ein Beweis dafür, wie stark das Wetter uns trotz vollklimatisierter Wohn- und Arbeitsräume beeinflußt, wie wenig wir die Natur überlisten können.

Noch herrscht keine Einigkeit über die wirklichen Ursachen des Meteorotropismus. Sicher spielen Luftdruck, Feuchtigkeitsgehalt, Temperatur, elektrische und magnetische Strahlen und Spannungen neben chemischen Substanzen wie Ozon eine wichtige Rolle. Man vermutet aber mit einiger Berechtigung, daß die Wetterfühligkeit ein Relikt aus den Anfängen der menschlichen Entwicklungsgeschichte ist. Indem unsere menschenähnlichen Vorläufer den Wetterumschwung rechtzeitig vorausfühlten, hatte ihr Abwehrsystem Zeit, sich auf die Belastung des Wetterwechsels einzustellen. Wetterfühligkeit war also ein durchaus sinnvoller Mechanismus zu einer Zeit, da man noch keine festen Behausungen kannte. Tiere fühlen noch heute den Wetterwechsel voraus; man denke an den Frosch, der als Wetterprophet gilt. Diese Funktion des vegetativen Nervensystems verkümmerte beim Menschen im Lauf der Entwicklungsgeschichte, so daß heute nur noch besonders empfindliche oder durch die genannten Faktoren vorgeschädigte Menschen unter diesem biologischen Mechanismus leiden.

Chinesische Medizin versteht die Wetterempfindlichkeit als Folge einer Energieschwäche. Gewöhnlich werden die Umweltenergien bei intakter Abwehrfähigkeit aufgefangen, erst bei geschwächter Körperabwehr können sie ins Meridiansystem eindringen. In ausgewogenem Verhältnis sind die kosmischen Energien lebensnotwendig. Ohne Feuchtigkeit beispielsweise ist – zumindest auf der Erde – kein Leben denkbar. Wer aber mit nassen Füßen im kalten Regen steht, ist einem Übermaß an Nässe und Kälte ausgesetzt und kann sich eine Erkältung holen. Auch die Umweltenergie Wärme ist lebensnotwendig, ein Übermaß aber führt zu Verbrennungen,

zuviel Sonnenbestrahlung ruft Sonnenbrand oder Hitzschlag hervor.
Die chinesische Energielehre unterscheidet die fünf kosmischen Energien Wärme und Kälte, Nässe, Trockenheit und Wind. Sie treten einzeln und gemischt auf, zum Beispiel als nasse Kälte oder trockene Wärme, als kalter, feuchter oder trockenheißer Wind.
Jede der fünf Energien wird einer bestimmten Jahreszeit wie folgt zugeordnet:

Jahreszeit	Kosmische Energie
Winter	Kälte
Sommer < Hochsommer	Wärme
Spätsommer	Nässe
Herbst	Trockenheit
Frühjahr	Wind

Herrscht eine Energie in einer Jahreszeit vor, der sie nach dieser Einteilung nicht entspricht, dann wirkt sie eher krankheitserregend als in der ihr gemäßen Jahreszeit, da die Abwehrlage des menschlichen Organismus sich nach den Verhältnissen der einzelnen Jahreszeiten richtet. Deshalb ruft naßkalte Witterung im Hochsommer eher Erkrankungen hervor als im späten Herbst, in dem naßkaltes Wetter üblich ist.
Nach ihrer Beweglichkeit und Wärme teilt man die kosmischen Energien in Yang und Inn ein. Nässe und Kälte sind träge Energien, also Inn, Wind, Wärme und Trockenheit als bewegliche Energien dagegen sind Yang.
Kälte-Energie gehört zu den langsamen Inn-Energien, ihre Jahreszeit ist naturgemäß der Winter. Immer dringt sie von den Füßen her ins Meridiansystem ein und erzeugt zunächst Schwellungen (Ödeme) in der Knöchelgegend, ehe sie im Meridiansystem weiter aufsteigt. Die westliche Medizin bestätigt den Zusammenhang zwischen kalten Füßen und Knöchelödemen. Auch bei uns gelten kalte Füße als wichtige Ursache vieler Kälte-Krankheiten, etwa der Erkältung mit Schnupfen oder auch der Nieren-Blasen-Entzündung. Kälte kann allein oder vermischt mit Nässe, Trockenheit oder Wind auftreten.

Wärme-Energie ist eine bewegliche Yang-Energie, die dem Sommer als der gewöhnlich wärmsten Jahreszeit entspricht. Oberflächlich eingedrungene Wärme erzeugt den Sonnenbrand, tiefer vorgedrungen ruft sie typische Wärme-Krankheiten wie Sonnenstich, Hitzschlag und Fieber hervor. Die Wärme kann den Körper stark austrocknen und bis zum Delirium führen. Diese Zusammenhänge kennt die europäische Medizin zum Beispiel beim Durstfieber oder Fieber-Delirium. Wärme tritt allein oder mit Trockenheit, Wind und Nässe vermischt auf. Während Kälte in den wärmeren Jahreszeiten eher Erkrankungen verursacht, führt mildes Wetter im Winter häufiger zur Krankheit. Es wurde nachgewiesen, daß die Gefahr einer Erkältung im Winter bei strenger Kälte geringer ist als bei höheren Temperaturen, die der Jahreszeit nicht entsprechen.

Nässe ist eine sehr schwerfällige Inn-Energie, die dem Spätsommer entspricht. Sie kann praktisch nur zusammen mit dem Wind als Transportmittel in unser Meridiansystem eindringen. Wegen dieser Trägheit gelangt die Nässe nicht tief ins Energiesystem, sondern setzt sich bald fest, bevorzugt an den Gelenken. Hier ruft sie Schwellungen, Schmerzen und Beweglichkeitseinbußen hervor. Als schwer bewegliche Energie kann die Nässe oft nicht vollständig ausgeleitet (sediert) werden und erzeugt chronische Krankheiten wie Gelenk-Rheumatismus. Nässe tritt vermischt mit Wind, Kälte oder Wärme auf.

Trockenheit ist die bewegliche Yang-Energie des Herbstes. Entsprechend der Erfahrung, daß ausgetrocknete Schleimhäute besonders krankheitsanfällig sind, erzeugt sie vor allem Entzündungen im Bereich der Atemwege wie trockene, verstopfte Nase, Husten, Heiserkeit, Bronchitis und Lungenerkrankungen, oft vergesellschaftet mit Fieber und Durst. Manchmal ist auch die Stuhlverstopfung eine Folge der Trockenheit. Besonders krankheitserregend wirkt Trockenheit im frühen, noch zu warmen Herbst oder bei kühlem, windigem Wetter im späten Herbst.

Wind-Energie ist die beweglichste und schnellste der fünf Umweltenergien und erzeugt deshalb die meisten Erkrankungen. Als Yang-Energie entspricht der Wind dem Frühjahr. Eintrittspforten der Wind-Energie sind Meridianpunkte im Rachen, am Hinterkopf und an den Wangen. Wegen seiner Beweglichkeit kann der Wind tief ins Meridiansystem bis zu den inneren Organen vordringen. Oberflächlich eingedrungene Wind-Energie ruft in der Umgebung der Eintrittsstelle lokale Schmerzzustände und Lähmungserscheinungen hervor. Wenn der Wind in tiefere Leitungsbahnen gelangt, sind Kopfschmerzen, Muskel- und Sehnen-Verspannungen im Nakken und Rücken oder rheumatische Beschwerden die Folge. Sobald die Wind-Energie den Hauptmeridian erreicht, treten Fieber, Schüttelfrost, Grippe, Entzündungen der oberen Atemwege und Erkältungen auf. Schließlich kann der Wind über den Hauptmeridian das Organ erreichen und beispielsweise eine Lungenentzündung hervorrufen. Wind-Energie tritt auch vermischt mit Kälte, Wärme, Trockenheit oder Nässe auf.

Für alle fünf Umweltenergien gilt: Sie dringen zuerst in Nebenleitungen ein und sind dann noch recht einfach zu sedieren, also wieder auszuleiten. Je tiefer eine Umweltenergie im Energiekreislauf vorgedrungen ist, desto schwieriger wird es, sie wieder auszuscheiden.

Innere und seelische Krankheitsursachen

Eine Wissenschaft, die den Menschen als Teil des Kosmos versteht und annimmt, daß zwischen ihm und seiner Umwelt Wechselbeziehungen bestehen, muß auch diese Relationen erforschen und beschreiben. Dies geschieht in der Lehre von den *Fünf Elementen*, einer Grundlage chinesischer Medizin. In dieser Elementenlehre wird exakt angegeben, welche Beziehungen zwischen Elementen, kosmischen Vorgängen, Organsystemen, Körperzonen, Energien und Eigenschaften bestehen. Besonders zur Diagnose und Therapie ist die Kenntnis dieser Entsprechungen unerläßlich notwendig. Nur wer die Beziehungen beispielsweise zwischen Jahreszeiten, Energien und Organen kennt, vermag zu diagnostizieren, welches Organ von einer der Jahreszeit nicht entsprechenden kosmischen Energie bedroht wird.

Die Elementenlehre unterscheidet die fünf Elemente Wasser, Feuer, Erde, Metall und Holz.

Dem Element *Wasser* entspricht die Umweltenergie Kälte, also steht es in Beziehung zum Winter. Wasser erzeugt Holz und hemmt Feuer. Ihm gehört das Speicherorgan Niere und das Hohlorgan Blase an, außerdem steht es in

Verbindung zu den Knochen und zum Sinnesorgan Ohr. Der zugehörige Geschmack ist salzig, die Farbe schwarz, das Gefühl die Angst.
Das Element *Feuer* entspricht der Wärme-Energie und somit dem Sommer. Unterschieden wird das Kaiserliche Feuer mit den Organen Herz und Dünndarm und das Sekundäre oder Ministerielle Feuer mit dem Kreislauf- und Drei-Erwärmer-Organ. Ferner gehören ihm die Zunge und die Blutgefäße an. Weitere Beziehungen bestehen zur Freude, zur roten Farbe und zum bitteren Geschmack. Feuer erzeugt nach der Elementenlehre die Erde und hemmt das Element Metall.
Dem Element *Erde* entspricht die Nässe und der Spätsommer. Erde hemmt Wasser und stimuliert Metall. Beziehungen bestehen zu Milz, Magen, Fleisch (Körpergewebe) und Mund. Süßer Geschmack und gelbe Farbe sind andere Entsprechungen der Erde, aus der Gefühlsskala werden ihr die Sorgen zugerechnet.
Das Element *Metall* produziert Wasser und hemmt Holz. Es entspricht dem Herbst und seiner Energie, der Trockenheit. Inn-Organ ist die Lunge, Yang-Organ der Dickdarm, Sinnesorgan die Nase. Schließlich bestehen Relationen zu Haut, Haaren, pikantem Geschmack, weißer Farbe und dem Gefühl der Trauer.
Letztes Element ist *Holz,* das der Wind-Energie und damit dem Frühling entspricht. Es erzeugt Feuer und hemmt Erde. Ihm gehören Leber, Gallenblase, Muskulatur und das Sinnesorgan Auge an. Der zugehörige Geschmack ist sauer, die Farbe grün, das entsprechende Gefühl die Wut.
In diesem System der Elemente treffen wir erstmals die Inn-Yang-Organpaare, deren Hauptmeridiane ebenfalls zusammengehören. Sie bilden die wichtigen homologen Meridianpaare, die durch Querverbindungen, die Transversalen, miteinander verbunden sind. Diese Querbahnen ziehen jeweils vom Lo-Punkt des einen zum Iünn-Punkt des anderen Hauptmeridians. Bei der Besprechung der Hauptmeridiane wird die Bedeutung dieser Verbindungen genauer erläutert werden.
Die für innere Krankheiten und seelische Krankheitsursachen wichtigen Entsprechungen zeigt nochmals die folgende Zusammenfassung:

Elemente	Organe	Gefühle	Farben	Energien	Geschmack
Wasser	Niere-Blase	Angst	schwarz	Kälte	salzig
Kaiserliches Feuer	Herz-Dünndarm	Freude	rot	Wärme	bitter
Sekundär-Feuer	Kreislauf-Drei Erwärm.	Freude	rot	Wärme	bitter
Erde	Milz-Magen	Sorgen	gelb	Nässe	süß
Metall	Lunge-Dickdarm	Trauer	weiß	Trockenheit	pikant
Holz	Leber-Gallenblase	Wut	grün	Wind	sauer

Die Einflüsse der Umweltenergien auf den Organismus haben wir schon untersucht. Innere Erkrankungen entstehen durch krankheitserregende Faktoren im Menschen selbst, also durch Nahrung und durch seelische Störungen. Die einzelnen Zusammenhänge sind nur durch die Entsprechungen nach der Elementenlehre zu erklären. Daraus leitet die chinesische Medizin ab, welche Art von Nahrung welchen Organen schadet.

Zu *salzige* Nahrung ist demnach schädlich für das Ausscheidungssystem. Diesen Zusammenhang erkennt auch die europäische Medizin an: Ohne Kochsalzzufuhr sind die Nieren nicht in der Lage, die anfallenden Stoffwechselschlacken zu eliminieren, zuviel Kochsalz hält Wasser im Organismus zurück und bewirkt Wassersucht.

Herz und Kreislaufsystem wird nach der Elementenlehre von zu *bitterer* Nahrung in Mitleidenschaft gezogen.

Viele Magenkranke können bestätigen, daß zu *süße* Nahrung Magenbeschwerden verursacht. Süßigkeiten sind häufig Ursache des Sodbrennens und sollten von den Betroffenen gemieden werden.

Sehr *pikante*, also scharf gewürzte Nahrung ist nach der Elementenlehre schädlich für Lunge und Dickdarm, zu *saure* Nahrung ruft Leber- und Gallenblasenbeschwerden hervor.

Auch Krankheiten aus psychischen Ursachen erklärt die chinesische Heilkunde durch die Beziehungen nach der Elementenlehre.

Angst schadet demnach dem Ausscheidungssystem, vor allem den Nieren. Den Zusammenhang erklärt die chinesische Medizin wie folgt: Die Nieren entsprechen dem Element Wasser, das die Feuerenergie des Herzens kontrolliert, ein auch physikalisch verständlicher, logischer Vorgang. Zu schwache Nierenenergie kann das Element Feuer nicht mehr ausreichend beeinflussen, die Feuerenergie strömt entsprechend dem Verlauf des Herz-Meridians am 1. Herzpunkt an der vorderen Brustwand über und ruft Atemnot, Beklemmung und Angstzustände hervor. Bezeichnend für die Zusammenhänge zwischen Angst und den Harnorganen ist auch die Erfahrung, daß Angstzustände bei Kindern und Erwachsenen zum Bettnässen führen können.

Freude als Krankheitsursache ist zunächst schwer vorstellbar. Tatsächlich wissen wir aber, daß beispielsweise das Wiedersehen mit einem lange nicht mehr getroffenen, vielleicht sogar als tot geltenden Menschen oder eine unerwartete freudige Nachricht ein Versagen der Kreislaufregulation mit Ohnmacht, Schock, ja sogar einen Herzinfarkt auslösen kann. Solche Erfahrungen bestätigen die Beziehungen zwischen Herz und Kreislaufsystem und der Freude nach der Elementenlehre.

Auch der medizinische Laie wird *Sorgen* als Ursache von Krankheiten anerkennen. Nach der Elementenlehre »schlagen sie auf den Magen«. Medizinische Erfahrung lehrt, daß alle Geschwüre am Magen und Zwölffingerdarm zumindest seelisch mitverursacht werden, oft sind sie die Folge übermächtiger, bedrückender Sorgen. Erstaunlich daran ist nur, daß die chinesische Medizin um diese Wechselwirkungen schon seit Jahrtausenden weiß, während sie für europäische Mediziner noch vergleichsweise neu sind.

Trauer schadet nach der Elementenlehre den Lungen. Diese Entsprechung bestätigt die Erfahrung westlicher Medizin, wonach Lungenkranke zu Depressionen neigen. Das andere der Trauer entsprechende Organ ist der Dickdarm. Auch hier bestätigt die Erfahrung europäischer Heilkunde die Beziehungen nach der Elementenlehre: Depressionen sind oft vergesellschaftet mit Stuhlverstopfung.

Menschen, die zu Wutanfällen neigen, bezeichnet man als Choleriker, abgeleitet von *chole*, dem medizinischen Fachausdruck für Galle. Der Volksmund spricht davon, daß einem »die Galle überläuft«. Auch hier finden wir bestätigt, was die Entsprechungen der Elementenlehre aufzeigen: *Wut*

schwächt Leber und Galle, Gallensteine oder Gelbsucht können die Folge eines cholerischen Temperaments sein.
Wenn die chinesische Medizin auch oft von uns fremden Voraussetzungen ausgeht, so kommt sie doch meist zu Ergebnissen, die mit Erfahrungen und Erkenntnissen europäischer Heilkunde in Einklang zu bringen sind. Manchmal liefert die östliche Weisheit uns sogar Erklärungen für Phänomene, die wir entweder erst seit kurzem oder überhaupt noch nicht befriedigend erklären können.

Die chinesische Diagnostik

Die Untersuchungsmethoden der chinesischen Medizin unterscheiden sich nicht grundlegend von der klassischen Diagnose europäischer Ärzte durch Beurteilung der Vorgeschichte (Anamnese) und Wahrnehmungen, welche die Sinne dem Arzt bei der Untersuchung vermitteln. Da die chinesische Heilkunde den Menschen aber als energetische Einheit behandeln will und Krankheiten nicht als lokale Erscheinungen, sondern als globale Energiestörungen versteht, muß sie die Ergebnisse ihrer Untersuchungen teilweise anders auswerten und interpretieren.
Im Gespräch mit dem Patienten will der Arzt nicht nur die Anamnese und Beschwerden möglichst genau erfahren, vielmehr wird er auch versuchen, sich einen Eindruck von der Persönlichkeit des Kranken, seinen Lebensumständen, Gewohnheiten, Neigungen, Problemen und Konflikten zu verschaffen.
Eine wichtigere Rolle als bei uns spielt in der chinesischen Diagnostik die Qualität der Stimme. Im allgemeinen achtet man beim Sprechen mehr auf das »Was«, auf den Inhalt, als auf das »Wie«. Deshalb sind die Eigenarten der Stimme wie Stärke, Fülle, Tempo oder Rhythmus oft aufschlußreicher als der Inhalt der Rede. Vor allem informieren sie den erfahrenen Therapeuten auch über den Energiezustand des Patienten. Hohe, schrille Töne sind fast immer Ausdruck der Erregung oder Angst. Die Tonhöhe bleibt gewöhnlich nicht konstant, ihr Auf und Ab wird als Melos bezeichnet. Geringe Schwankungen deuten auf viel Disziplin, Selbstbeherrschung und

Energie, aber auch auf Desinteresse, Gleichgültigkeit oder Befangenheit hin. Mangelnde Willenskraft oder depressive Grundstimmung signalisiert ein rasches Abfallen der Tonhöhe am Satzende. Unmotiviertes, unregelmäßiges Steigen und Fallen der Tonhöhe während des Satzes zeichnet meist eine labile, disharmonische Persönlichkeit aus.

Stimmstärke und -fülle hängen eng mit der Vitalität und Durchhalte-Energie des Patienten zusammen. Geringe Stimmstärke bei ungleichmäßigen Schwankungen entsteht durch Energiemangel, starke Unterschiede der Stimmstärke weisen auf ein Vorherrschen der Gefühle hin. Geringer Wechsel bei bedeutender Stimmfülle erfordert viel Energie und strenge Disziplin.

Aufschlußreich ist auch die Klangfarbe, die sich vor allem aus der Klangqualität der Vokale ergibt. Warme, reiche Klangfarbe wird eher auf eine gefühlsbetonte Haltung hinweisen, metallisch-harter Klang mehr auf Härte, Disziplin und Energie.

Klare, deutliche Artikulation erfordert mehr Sorgfalt, Willensanstrengung und damit Energie als undeutliche, nachlässige Aussprache, die oft Folge einer Energieschwäche ist.

Schließlich deuten Schwankungen des Sprechtempos, die von der Norm abweichen, meist auf Unausgeglichenheit und leichte Erregbarkeit hin. Ein zutreffendes Bild gewinnt man allerdings erst dann, wenn man die genannten einzelnen Stimmqualitäten zueinander in Beziehung setzt, also die Stimme insgesamt beurteilt.

Nach dem Gespräch wird der Arzt visuell den Allgemein- und Ernährungszustand, die Durchblutungsverhältnisse einzelner Körperzonen, Konstitution, Haltung und Gang beurteilen.

Der Puls als Fortleitung des Herzschlags in die Arterien ist eines der Hauptzeichen des Lebens und sagt viel über den Zustand des Kreislaufsystems aus. Deshalb gehört das Abfühlen des Radialispulses (Radius = Speiche, ein Unterarmknochen) am Handgelenk seit Hippokrates zu den wichtigsten diagnostischen Maßnahmen.

Die europäische Medizin unterscheidet den normalen, gleichmäßigen Puls *(Pulsus aequalis)* beispielsweise vom gespannten *(Pulsus contractus)*, flachen *(Pulsus tardus)*, kleinen *(Pulsus parvus)*, langsamen *(Pulsus rarus)* oder beschleunigten *(Pulsus frequens)* Puls. Die chinesische Medizin, die

Blut mit Energie gleichsetzt, geht davon aus, daß am Handgelenk beim Hauptmeridian der Lunge Energie aus der Tiefe hervortritt und an den Pulsstellen getastet werden kann. Für jedes der Hohl- und Speicherorgane kennt die chinesische Pulsdiagnose einen speziellen Pulspunkt, insgesamt also zwölf Stellen, an denen der Radialispuls meßbar ist. An jedem Handgelenk werden drei dieser Pulspunkte mit zwei Tastebenen beschrieben:

Pulspunkt *Daumen*, eine Daumenbreite oberhalb der Handgelenksfurche gelegen.

Pulspunkt *Schranke*, auf gleicher Höhe mit dem Knochenfortsatz der Speiche.

Pulspunkt *Fuß*, eine Fußlänge unterhalb der Ellbogenfurche zu tasten.

Je nach Fingerdruck fühlt man den oberflächlichen oder tiefen Pulspunkt. Die folgende Tabelle zeigt, welches Organ welcher der Pulsstellen entspricht.

Pulsstellen	Rechtes/linkes Handgelenk	Oberflächliche Tastebene	Tiefe Tastebene
Daumen	rechts links	Lungen Herz	Dickdarm Dünndarm
Schranke	rechts links	Milz Leber	Magen Gallenblase
Fuß	rechts links	Yang-Niere Inn-Niere	Drei Erwärm. Harnblase

Die Wasser- (Inn-) Energie der Nieren wird von der Feuer- (Yang-) Energie in Bewegung gehalten. Deshalb gibt es für die Nieren zwei Pulspunkte, an denen der Zustand dieser beiden Energien gemessen werden kann. Die Pulsqualitäten werden mitbestimmt von der Konstitution, der Jahreszeit, der beruflichen Belastung und vom Organ, dem die einzelnen Pulse angehören. Deshalb ist die chinesische Pulsdiagnostik im Vergleich zur europäischen differenzierter. Menschen mit kräftiger Konstitution, die noch dazu körperlich tätig sind, haben gewöhnlich stärkere Pulse als asthenische Geistesarbeiter.

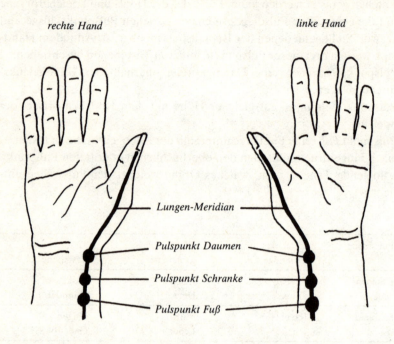

Abb. 1: Die chinesischen Pulspunkte

Im Frühjahr, wenn die Natur erwacht, erstarken auch die Pulse, während sie sich im Herbst und Winter in die Tiefe zurückziehen. Da die Pulsdiagnostik dem erfahrenen Arzt vorbehalten bleiben muß, können wir auf weitere Einzelheiten verzichten.

Durch das Betasten, die *Palpation,* stellt der Arzt krankhafte Veränderungen der Konturen oder Verhärtungen an Organen wie Leber oder Milz und an Gelenken fest.

Beim Beklopfen, der *Perkussion,* treten Schallschwingungen auf. Aus den Eigenarten dieses Klopfschalls kann der Arzt die Lufthaltigkeit im Brust-

und Bauchraum erkennen, zum Beispiel in den Lungen, Organgrößen abschätzen und andere diagnostisch wertvolle Hinweise gewinnen.
Das Abhorchen mit dem Stethoskop, die *Auskultation,* dient vor allem der Herz- und Lungen-Untersuchung. Die Arbeitsgeräusche dieser Organe (Herzschlag, Atemzug) und abnorme Nebengeräusche sind diagnostisch von großer Bedeutung.
Aus den Beziehungen zwischen Farben und Organen nach der Elementenlehre werden diagnostisch wichtige Zusammenhänge zwischen Hautfarbe und organischen Störungen abgeleitet.
Schwarze Farbe entspricht nach der Elementenlehre den Ausscheidungsorganen Niere und Harnblase. Nach den Erfahrungen westlicher Medizin kann eine Erkrankung an diesem Organsystem – beispielsweise die chronische Nierenentzündung – tatsächlich mit grau-zyanotischer Hautfarbe einhergehen, abgesehen natürlich von anderen Symptomen.
Rot ist die Farbe des Herz-Kreislauf-Systems, abnorm gerötete Haut deutet demnach auf Herz-Kreislauf-Störungen hin. Dem entspricht, daß beispielsweise im ersten Stadium des Bluthochdrucks die Hautgefäße erweitert sein können, so daß die auffallend rote Gesichtsfarbe solcher Patienten diagnostisch bedeutsam ist.
Gelblich-fahle Hautfarbe entspricht den Organen Magen und Milz. Man findet bei Magenkranken oft eine solche gelbliche Haut, die beim Magenkrebs die Folge der Blutarmut durch innere Blutungen sein kann.
Weiß oder *blaß* ist die Farbe der Lungen. Bei Lungen-Tuberkulose ist die Blässe oft eines der ersten Symptome, das neben anderen auf die Möglichkeit einer solchen Erkrankung hinweist.
Grünliche Hautfarbe schließlich wird nach der Elementenlehre mit Leber-Gallenblasen-Erkrankungen in Verbindung gebracht. Auch hierzu gibt es Bestätigungen der europäischen Medizin: Kennzeichen des Verdin-Ikterus, einer Gelbsuchtform im Gefolge länger andauernder schwerer Leberleiden, ist zum Beispiel die olivgrüne Hautfärbung.
Neben diesen klassischen Methoden der Diagnostik wendet auch der chinesische Arzt technische Hilfsmittel zur Untersuchung an, etwa den Blutdruck-Meßapparat oder Geräte zur Aufzeichnung der Herzaktionsströme (EKG).

Schließlich gehören auch laboratoriumsdiagnostische Maßnahmen wie Blut-, Harn- und Stuhl-Untersuchungen ebenso wie beim europäischen Arzt zu den Diagnosemöglichkeiten des asiatischen Akupunkturarztes.
Im Gegensatz zum Europäer kann er sich mit dessen Beurteilung der Untersuchungsergebnisse jedoch nicht begnügen. Der chinesische Arzt muß erkennen, welche Form einer energetischen Störung vorliegt, um die richtigen Punkte zu beeinflussen. Dazu gehören Fragen wie:

Welche Energie- (Abwehr-) Schichten sind von der Energiestörung betroffen, welche funktionellen Meridianpaare müssen behandelt werden?

Liegt in der erkrankten Energiezone eine Energiearmut vor, die tonisiert werden muß, oder ist eine Energiefülle durch eingedrungene Krankheitsenergie aus der Umwelt zu sedieren?

Wurde die Krankheit durch Umwelt- oder innere Ursachen hervorgerufen?

Liegt die Krankheit im Yang-Gebiet an der Oberfläche oder im tiefen Inn-Gebiet?

Erst nach Klärung dieser Fragen wird die Therapie beginnen, die sich aber keineswegs in der Beeinflussung der Punkte erschöpft, sondern auch Heilpflanzen, Diätmaßnahmen und moderne Chemotherapeutika umfassen kann.

Die Energielehre als Grundlage der Punktbehandlung

Das Inn-Yang-Gesetz

Aus dem Zusammenwirken der Ursubstanzen Inn und Yang entsteht alle Energie und alles Leben. Das Urprinzip, ein naturwissenschaftlich nicht erklärbarer Begriff der chinesischen Naturphilosophie, bewegt sich und erzeugt das Yang. Wenn diese Bewegung zur Ruhe kommt, folgt die Stille, welche das Inn produziert.
Yang in Yang ist Feuer, Inn in Inn ist Wasser, Yang in Inn ergibt Metall, Inn in Yang schließlich ist Holz. Die Erde hält sich in der Mitte und beherrscht die vier Himmelsrichtungen. Reines Inn hat seinen Sitz im Norden; es ruft Kälte hervor und erzeugt Wasser. Im Süden herrscht reines Yang und erzeugt Wärme und Feuer. Im Osten gerät Yang in Bewegung, wobei Wind und Holz produziert werden, im Westen hält Inn an, sammelt sich und verursacht Trockenheit, aus der Metall entsteht. In der Mitte vermischen sich Inn und Yang, stimulieren Feuchtigkeit und erzeugen die Erde.
Yang hat Bewußtsein, aber keine Gestalt, Inn hat Gestalt ohne Bewußtsein. Deshalb benutzt das körperlose Yang das Inn als Gefäß. Inn allein ist ohne Tätigkeit, es wird erst durch Yang bewegt. Die Geschöpfe leben, solange Inn und Yang vereint sind, bei der Trennung dieser Ursubstanzen steigt Yang zum Kosmos auf, Inn bleibt als tote Materie zurück.
Yang und Inn stehen in dauernder Wechselbeziehung: Yang belebt Inn, das belebte und tätige Inn bringt Yang hervor und ermöglicht so erst den Fortbestand des Lebens. Verständlicher ausgedrückt bedeutet das: Aus dem Kosmos strömt Energie zur Erde und belebt sie. Lebende Materie erzeugt selbst Energie, um sich am Leben zu erhalten, eine Funktion von Verdauung, Stoffwechsel und Atmung. Dies ist die Grundlage der chinesischen Physiologie (Lehre vom Körper und seinen normalen Lebensvorgängen). Im Prinzip entspricht das dem abendländischen Verständnis vom Zusammenwirken von Leib (Inn) und Seele (Yang).

Belebtes kann niemals ausschließlich Inn oder Yang sein, die Zuordnung ist immer relativ, abhängig von der jeweiligen Perspektive. Aus globaler Sicht ist der Mann beispielsweise Yang, die Frau ist Inn. Der Rumpf aber ist bei beiden Inn. Am Rumpf wiederum unterscheidet man Inn auf der rechten und Yang auf der linken Seite, den Rücken als Yang, Brust und Bauch als Inn-Gebiete.

Manchem mögen diese Vorstellungen unwissenschaftlich erscheinen. Wenn man die chinesische Erklärung zur Entstehung des Lebens aus Yang und Inn aber auf das Wesentliche reduziert, dann ergeben sich erstaunliche Übereinstimmungen mit den Erkenntnissen der modernen Naturwissenschaften. Nach heutigem Stand der Forschungen enthielt die Uratmosphäre der Erde Wasserdampf, Wasserstoff, Azetylen, Methan, Ammoniak und Blausäure, aber noch keinen freien Sauerstoff. Somit fehlte auch der Ozonfilter, der heute in den oberen Schichten der Atmosphäre die UV- und anderen kosmischen Strahlen bremst, denn Ozon ist eine Sauerstoffart, die sich vom gewöhnlichen zweiwertigen Sauerstoff (O_2) durch ein zusätzliches Atom (O_3) unterscheidet. Ungehemmt wirkte die kosmische Strahlung, die dem Yang entspricht, auf die Erde (Inn) ein. Hinzu kamen elektrische Entladungen bei Gewittern und Wärmeenergien, die bei der Verfestigung der Erdkruste abstrahlten.

Bei Simulation dieser Verhältnisse im Laboratorium entstanden schon nach kurzer Zeit ausgerechnet jene chemischen Verbindungen, die im lebenden Organismus unentbehrlich sind: Aminosäuren, Purine, Pyridine und Zukker. Eine Ammoniak-Blausäure-Lösung liefert beim Erhitzen die vier Basen der Desoxyribonukleinsäure (DNS): Adenin, Cytosin, Thymin und Uracil. DNS als Träger der genetischen Informationen ist unentbehrlich beim Aufbau lebender Substanzen. Bei 65 Grad entstehen im Reagenzglas aus Aminosäure-Gemischen bei Anwesenheit von Phosphorverbindungen Proteine (Eiweiße) mit Enzym-Eigenschaften. Die Uratmosphäre bot also alle Voraussetzungen zur Entstehung erster primitiver Lebensformen.

Da kein Sauerstoff diese energiereichen Verbindungen oxydieren konnte und kein Abbau durch Mikroorganismen stattfand, reicherten sich die Ozeane mehr und mehr mit diesen Substanzen an, bis die »Ursuppe« entstand, ein Gemisch, das schon weitgehend dem Protoplasma (Substanz lebender Zellen) glich, sich allerdings noch nicht selbst vermehren konnte. Im Labor

entstehen in solchen Gemischen alsbald konzentrierte Tröpfchen, die Koazervate, an denen ein erster primitiver Stoffwechsel zu beobachten ist.
Irgendwann im Laufe der Jahrmillionen bildeten die Nukleinsäuren schließlich eine zur Selbstvermehrung fähige Kette, der eigentliche Beginn allen Lebens.
Kritiker dieser Hypothesen wenden meist ein, solche Zufallssynthesen auf dem Weg zur Entstehung des Lebens seien unwahrscheinlich. Auch wenn man einen Haufen Ziegelsteine einige Millionen Jahre lang mischt, wird dabei durch Zufall kein Haus entstehen. Dabei wird übersehen, daß die chemischen Bindungskräfte, die ein Stein eben nicht besitzt, die Entwicklung zum Leben geradezu vorprogrammierten. Deshalb ist die beschriebene Form der Entwicklung des Lebens aus dem Meer unter dem Einfluß kosmischer Energien derzeit die wahrscheinlichste Erklärung, die sich mit dem Inn-Yang-Gesetz durchaus in Einklang bringen läßt.

Körpereigene Energien

Elementare Energie des menschlichen Körpers ist die *ancestrale* oder *Erb-Energie,* ohne die kein Leben möglich ist. Jeder Mensch verfügt von Geburt an über ein mehr oder minder großes Potential an Erbenergie, das nicht aufgestockt werden kann. Mit diesem Potential muß man ein Leben lang auskommen.
Die Erbenergie ist am besten als Lebenskraft oder Vitalität im Sinne europäischer Medizin zu verstehen, also als die individuelle körperlich-seelische Widerstandsfähigkeit gegen widrige Umwelt-Einflüsse. Sind solche negativen Einwirkungen zu stark oder ist der interne Energiehaushalt gestört, dann verringert sich das ancestrale Energiepotential. Deshalb sind ältere, kranke oder unter Dauerstreß stehende Menschen gewöhnlich weniger vital und widerstandsfähig. Wenn die Erbenergie erst einmal aufgebraucht ist, kehrt das belebende Yang zum Kosmos zurück, der Mensch stirbt.
Erbenergie zirkuliert im gesamten Meridiansystem, vor allem auch in den Wunder-Meridianen, über die sie die Wunder-Organe versorgt.

Im Drei-Erwärmer-Organ am Magen wird Energie aus Nahrung erzeugt. Dabei entstehen verschiedene Formen körpereigener Energie.
Nährenergie hat die Aufgabe, alle Organe und Gewebe zu versorgen und dadurch ihre Funktionsfähigkeit zu gewährleisten. In den Lungen vermischt sie sich mit der kosmischen *Atemenergie*. Diese Mischung tritt am 1. Lungenpunkt an der seitlichen vorderen Brustwand ins Meridiansystem ein. Entsprechend ihrer Funktionen bewegt sich die Nährenergie vorwiegend in den Haupt- (Organ-) Meridianen.
Auch das Blut wird am Erwärmer-Organ gebildet. Dazu vermischt sich Nährenergie mit organischen Flüssigkeiten. Die Nährenergie bewegt das Blut, damit es im Gefäßsystem zirkulieren kann.
Die Zusammenhänge zwischen Blut und Energiezustand eines Menschen bestätigen auch die Erfahrungen westlicher Mediziner. Ein typisches Beispiel für die energetische Bedeutung des Blutes ist die Blutarmut, zu deren typischen Symptomen abnorme Müdigkeit und Abwehrschwäche gehören, beides Zeichen der Energiearmut im Sinne chinesischer Heilkunde. Auch die Bedeutung der Nährenergie für das Blut ist nachgewiesen: Manche Formen der Anämie sind die Folge gestörter Aufnahme (Resorption) von Nahrungsbestandteilen, etwa des Vitamins B_{12}, dessen Mangel die früher tödliche perniziöse Anämie hervorruft.
Schließlich entsteht auch die *Abwehrenergie* aus der Umsetzung der Nahrung in Energie am Drei-Erwärmer-Organ. Es ist bekannt, daß der Ernährungszustand eines Menschen seine Abwehrfähigkeit wesentlich mitbestimmt; Unterernährung oder falsche Kost führen ebenso wie Blutarmut zur erhöhten Krankheitsanfälligkeit. Diese Erfahrungen bestätigen den Zusammenhang zwischen Nahrung und Abwehrkraft, den die chinesische Energielehre angibt.
Im Gegensatz zur Nährenergie zirkuliert die Abwehrenergie vorwiegend in oberflächlichen Meridianen, um Krankheitsenergien der Umwelt sofort bekämpfen zu können. Unterstützt wird sie durch die Erbenergie, welche die Widerstandsfähigkeit grundsätzlich bestimmt.

Der Energie-Generator »Drei Erwärmer«

Das Drei-Erwärmer-Organ ist ein aktives Organ, das mit der Umwelt in Verbindung steht und Energie erzeugt. Deshalb gehört es zur Gruppe der Hohl- (Yang-) Organe. Die drei Erwärmer befinden sich am Magen genau an den Stellen, wo nach den Erfahrungen der europäischen Medizin bevorzugt Magengeschwüre entstehen.

Man unterscheidet:
- Oberer Erwärmer mit Sitz am Mageneingang.
- Mittlerer Erwärmer am Mittelteil des Magens.
- Unterer Erwärmer am Magenausgang.

Vom unteren Erwärmer zieht eine Bahn durch den Dünn- und Dickdarm zu den Nieren, die als Innerer Drei-Erwärmer-Kanal bezeichnet wird. Die europäische Medizin kennt kein den Drei Erwärmern entsprechendes Organ.

Der zerkaute, eingespeichelte Nahrungsbrei gelangt durch die Speiseröhre in den Magen und wird am Mittleren Erwärmer teilweise in Energie umgesetzt. Dabei entsteht reine und unreine Energie.

Die reine Energie steigt zum Oberen Erwärmer auf, der sie an die Lungen weitergibt. Hier vermischt sich reine Nährenergie mit kosmischer Atemenergie und tritt am 1. Lungenpunkt ins Meridiansystem über.

Unreine, flüssige Energie strömt hinab zum Unteren Erwärmer und erreicht über den Inneren Kanal die Nieren. Dabei gibt sie Abfallstoffe zur Ausscheidung an die Därme ab. In den Nieren wird die Energie vollends gereinigt und die Flüssigkeit entzogen. Über Nierenbecken und Harnleiter gelangen Schlacken und Flüssigkeit zur Harnblase und werden als Urin ausgeschieden.

Nach der Elementenlehre (Wasser = Nieren und erzeugt Holz = Leber) gelangt die gereinigte Energie zur Leber, die einen Teil an die Gallenblase abgibt. Diese Energie tritt in den Gallenblasen-Meridian ein, steigt mit ihm zum äußeren Augenwinkel empor und kommt hier an die Oberfläche. Der Rest der gereinigten Energie strömt nach der Elementenlehre (Holz = Leber und erzeugt Feuer = Herz) über das Herz zum Dünndarm, folgt dem Dünndarm-Meridian hinauf zum inneren Augenrand und tritt hier ebenfalls an die Oberfläche.

Die gereinigte Energie ist Abwehrenergie. Außerdem steuert sie den Schlaf-Wach-Rhythmus: Am Tage strömt mehr Energie in der Augengegend zur Oberfläche, die Augen werden dadurch geöffnet, nachts zieht sich die Energie in die Tiefe zurück, die Lider werden schwer, der Mensch schläft ein.

Anatomie der Energie-Meridiane und Behandlungspunkte

Funktionen der Meridiane

In einem dem Blutkreislauf vergleichbaren geschlossenen System zirkuliert die Energie im menschlichen Körper. Die Energiegefäße werden als Meridiane (King Lo) bezeichnet, da sie wie die Längenkreise der Erdkugel von einem Körperpol zum andern ziehen.

Die wichtigsten Energiebahnen sind die zwölf Haupt- oder Organ-Meridiane, die von je einem Hohl- oder Speicherorgan ausgehen, nach dem sie benannt werden. Die Energieströmungen der Hohlorgane Magen, Dünn- und Dickdarm, Gallenblase, Harnblase und Drei Erwärmer sind Yang, da diese Organe mit der Umwelt in Verbindung stehen und aktiv Energie produzieren. Die andern sechs Hauptleitungen gehen von den Speicherorganen Lunge, Herz, Kreislauf (Herzbeutel), Milz, Leber und Nieren aus und sind Inn-Meridiane. Insgesamt gesehen ist aber das ganze Meridiansystem Yang, da es im Vergleich zum Organsystem (Inn) oberflächlicher liegt.

Yang-Meridiane verbinden den Kopf mit den Händen oder Füßen, Inn-Meridiane strömen vom Brustkorb zu den oberen oder unteren Extremitäten. Alle Hauptmeridiane verlaufen symmetrisch auf der rechten und linken Körperseite.

Neben der äußeren Bahn an der Körperoberfläche hat jeder dieser Meridiane eine innere Leitung, die zu dem Organ führt, nach dem er benannt wird.

Nach ihren gemeinsamen Funktionen faßt man die sechs Yang- und sechs Inn-Meridiane zu je drei Meridianpaaren zusammen.

Tae Yang, gebildet vom Dünndarm-Meridian, der von der Hand zum Kopf zieht, und vom Blasen-Meridian, der Kopf und Fuß verbindet.

Tae Inn, bestehend aus dem Milz-Meridian, vom Kopf zur Brust ziehend, und dem Lungen-Meridian, der von der Brust zur Hand verläuft.

Chao Yang, gebildet vom Drei-Erwärmer-Meridian, der von der Hand zum Kopf strömt, und vom Gallenblasen-Meridian, der Kopf und untere Extremität verbindet.

Chao Inn mit dem vom Fuß zur Brust ziehenden Nieren-Meridian und dem Herz-Meridian, der von der Brust zur oberen Extremität zieht.
Yang Ming, bestehend aus dem Dickdarm-Meridian, der Hand und Kopf verbindet, und dem Magen-Meridian, der vom Kopf zum Fuß strömt.
Tsiüe Inn, gebildet vom Leber-Meridian, der vom Fuß zur Brust aufsteigt, und dem Kreislauf-Meridian, der Brust und Hand verbindet.
Die drei Yang-Meridianpaare bilden die äußere Abwehrschale des Körpers, die drei Inn-Paare die innere Abwehrzone. Tae Yang als äußerste Schicht stellt die Verbindung zur Umwelt her und wird zuerst von krankheitserregender Umweltenergie befallen. Nach innen folgen die Yang-Paare Chao Yang und Yang Ming. Die Inn-Zone steht durch das erste Meridianpaar Tae Inn in enger Verbindung mit dem Yang Ming. Zum Körperinnern öffnet sich das Chao Inn, die Vermittlung zwischen Tae Inn und Chao Inn übernimmt das mittlere Inn-Paar Tsiüe Inn.

Bei der Behandlung von Erkrankungen, die durch krankheitserregende Umweltenergien entstanden sind, muß zunächst immer untersucht werden, bis zu welcher dieser Abwehrschichten die Krankheitsenergie vorgedrungen ist. Erst dann kann diese Energie durch Punktur oder Pressur der Iünn- oder Lo-Punkte der betroffenen Meridianpaare sediert werden.
Die zwölf Hauptmeridiane reichen nicht aus, um alle Gewebe mit Energie zu versorgen. Daher kennt die chinesische Medizin noch Nebenbahnen. Außerdem wird angenommen, daß auch zwischen den Meridianen noch Energie strömt, da Gewebe ohne Energie nicht leben können.
Vom Lo-Punkt eines jeden Hauptmeridians führen Verbindungen zum Iünn-Punkt eines anderen Hauptmeridians, wobei jeweils ein Yang- mit einem Inn-Meridian gekoppelt wird. Diese Nebengefäße bezeichnet man als Transversalen (Querverbindungen).
An den Lo-Punkten beginnen auch die Longitudinalen (Längsverbindungen), die überwiegend dem äußeren und inneren Meridianverlauf folgen und zum meridianeigenen Organ führen. Eine Ausnahme bilden nur die Longitudinalen des Lungen- und Gallenblasen-Meridians, die nicht zum Meridian-Organ, sondern zum Dickdarm- und Leber-Meridian führen.
Andere Nebenbahnen versorgen von den Hauptmeridianen aus die Muskeln und Sehnen mit Energie. Vervollständigt wird der Energiekreislauf

durch die Sonder-Meridiane, welche in besonderen Strömungsgebieten an Händen, Füßen und zwischen Organen Inn-Yang-Koppelungen bilden.
Das Koordinationszentrum aller Seitenströmungen stellen zentrale Leitungsbahnen dar, die wegen ihres eigentümlichen Verlaufs im Vergleich zu anderen Energiebahnen als Wunder-Meridiane bezeichnet werden. In ihnen zirkuliert die nicht zu erneuernde, lebensnotwendige ancestrale Ur- oder Erbenergie. Sie versorgt die Wunderorgane, welche nach ihrer Funktion den Speicherorganen zuzurechnen sind, aber im Aufbau den Hohlorganen gleichen. Wunderorgane sind die Organsysteme Skelett, Blutzirkulation, Leber-Galle-System, Genitalien und das Zentrale Nervensystem (Gehirn und Rückenmark).

Die einzelnen Hauptmeridiane

Dünndarm-Meridian
Außenmeridian: Die Energiebahn beginnt im äußeren Nagelwinkel des kleinen Fingers. An der Außenseite des Arms zieht sie hinauf zur hinteren

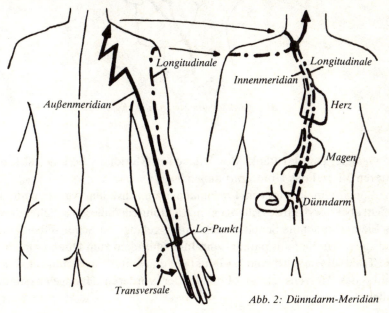

Abb. 2: Dünndarm-Meridian

Achselhöhle, steigt im Zickzack über das Schulterblatt empor zum unteren Nackenansatz und umfließt ihn nach vorne zur Schlüsselbeingrube. Entlang der seitlichen Halsmuskulatur aufsteigend erreicht das Gefäß den Unterkiefer und teilt sich hier in zwei Äste. Ein Zweig führt zum inneren Augenwinkel, vereint sich dort mit dem Blasen-Meridian und endet in der Mitte des Gesichts. Der zweite Ast leitet Energie zum äußeren Augenwinkel und endet seitlich hinten am vorderen Ohransatz.
Innenmeridian: Das innere Gefäß beginnt in der Schlüsselbeingrube und steigt durch Herz und Magen zum Dünndarm ab.

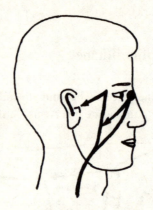

Abb. 3: Dünndarm-Meridian am Kopf

Lo-Gefäße: Der Lo-Punkt des Dünndarm-Meridians befindet sich am unteren Viertel des Unterarms außen.
Die Longitudinale folgt vom Lo-Punkt aus zunächst dem Aussenmeridian, weicht aber oberhalb des Ellbogens in Richtung zur äußeren Schulter davon ab. Sie umrundet die Schulter nach vorne, gelangt zur Schlüsselbeingrube und steigt von hier aus parallel zum Innenmeridian zum Dünndarm ab.
Die Transversale führt vom Lo-Punkt um den Unterarm herum zum Iünn-Punkt des Herzens etwas oberhalb der vorderen Handgelenksfurche außen.

Blasen-Meridian

Außenmeridian: Der Meridian beginnt am inneren Augenwinkel, wo er durch einen Zweig des Dünndarm-Meridians Energie erhält. Über die Stirn

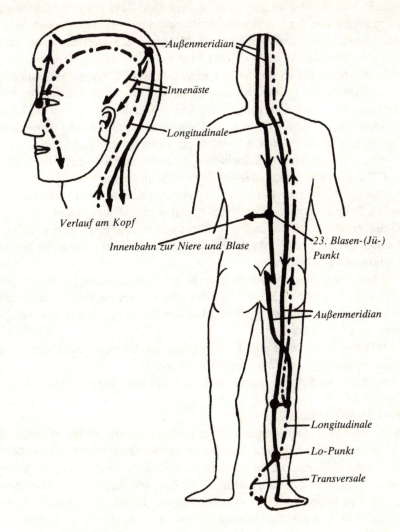

Abb. 4: Blasen-Meridian

steigt er zum Schädeldach empor, dringt dort ins Gehirn ein und kommt etwas tiefer am Scheitelbein wieder an die Oberfläche. Den Hals hinab zieht die Bahn zum Nackenansatz und teilt sich in zwei Äste. Ein Zweig folgt bis zum letzten Halswirbel der Wirbelsäule, weicht dann etwa vier Zentimeter nach rechts davon ab und zieht den Rücken abwärts zum Gesäß. Schräg nach innen oben führend nähert sich der Meridian wieder der Wirbelsäule, um dann über Gesäß und Oberschenkel die Kniekehle zu erreichen, wo er sich mit dem zweiten Ast wieder vereint. Dieser Zweig strömt innen am Schulterblatt vorbei über Rücken, Gesäß und Oberschenkel zum Vereinigungspunkt in der Kniekehle. Von hier aus zieht das äußere Gefäß die Wade hinab und um den äußeren Fußknöchel herum zur Außenseite des Fußes, um im äußeren Nagelwinkel der kleinen Zehe zu enden.
Innenmeridian: Am Scheitelbein dringen zwei Innenbahnen in den Schädel ein. Der eine Zweig verästelt sich im Gehirn und kommt weiter hinten wieder an die Oberfläche, der zweite Ast zieht im Schädelinnern zum Ohr hinunter. Beim zweiten Lendenwirbel zweigt vom Außenmeridian ein inneres Gefäß ab, das zunächst zur Niere führt und dann zur Harnblase absteigt.
Lo-Gefäße: Der Lo-Punkt des Blasen-Meridians liegt im unteren Teil des Unterschenkels hinten.
Die Longitudinale zieht von hier aus parallel zum äußeren Ast des Außenmeridians hinauf zum Kopf. Über das Schädeldach nach vorne verlaufend erreicht sie den inneren Augenwinkel, um dann entlang des Nasenflügels zum Mund zu führen.
Die Transversale fließt vom Lo-Punkt um den Unterschenkel herum zum Iünn-Punkt der Niere am inneren Fußknöchel.
Dünndarm- und Blasen-Meridian bilden das Meridianpaar Tae Yang.

Dickdarm-Meridian
Außenmeridian: Der äußere Verlauf beginnt am inneren Nagelwinkel des Zeigefingers und zieht den Arm hinauf zur Schulter. Dort biegt der Meridian quer nach innen zum letzten Halswirbel ab, führt schräg nach oben weiter zum Nackenansatz und umfließt ihn nach vorne zur Schlüsselbeingrube. Der Halsmuskulatur folgend steigt das Gefäß zum Unterkiefer empor. Zwischen Nase und Oberlippe strömt die Energie zur Gegenseite, wo der Dickdarm-Meridian im Nasenwinkel endet. Hier beginnt ein Neben-

gefäß, das neben der Nase zur Innenseite der Augenhöhle aufsteigt, um über das untere Lid den 1. Magenpunkt zu erreichen. Diese Verbindungsbahn versorgt den Magen-Meridian mit Energie.

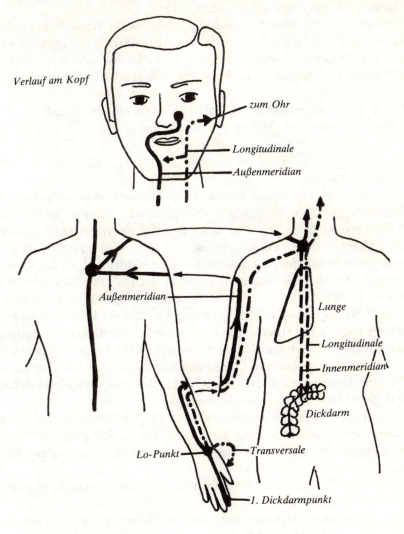

Abb. 5: Dickdarm-Meridian

Innenmeridian: Aus der Schlüsselbeingrube zieht die innere Bahn durch die Lungen hinab zum Dickdarm.
Lo-Gefäße: Der Lo-Punkt des Dickdarm-Meridians liegt in der unteren Hälfte des Vorderarms auf der Daumenseite.
Die Longitudinale folgt dem Außenmeridian bis zur Schlüsselbeingrube. Hier steigt ein Ast parallel zum inneren Verlauf über die Lunge zum Dickdarm ab. Der andere Zweig zieht zum Unterkiefer und verzweigt sich dort. Ein Gefäß versorgt das Kinn, die zweite Bahn führt über die Wange zum Ohr.
Die Transversale umfließt den Unterarm und endet am Iünn-Punkt der Lunge in der vorderen Handgelenksfurche innen.

Magen-Meridian
Außenmeridian: Der Magen-Meridian bezieht seine Energie über die beim Dickdarm-Meridian beschriebene Nebenleitung, mit der er sich im 1. Magenpunkt trifft. Von dort zieht der Außenmeridian hinunter zum Unterkiefer. Während ein Nebengefäß vom Kieferwinkel zur Schläfe aufsteigt, erreicht der Hauptmeridian entlang der Halsmuskulatur die Schlüsselbeingrube. Hier weicht er etwas zur Seite ab und fließt dann entlang der Brustseite über die Brustwarze zum Bauch hinab. Schräg nach unten verlaufend nähert er sich auf der Bauchwand wieder der Körpermittellinie, fällt aber ohne sie zu erreichen nach unten zur Leiste senkrecht ab. Entlang der Vorderseite des Beins zieht er weiter zum Fußrücken, wobei er unterhalb des Knies der äußeren Schienbeinkante folgt. Über den Fußrücken führt der Hauptast zur zweiten Zehe und endet nahe beim Nagelwinkel, eine Nebenbahn erreicht die mittlere Zehe.
Innenmeridian: Die innere Bahn zieht von der Schlüsselbeingrube durch Magen und Bauchhöhle hinab zur Leiste, wo sie sich wieder mit dem Außenmeridian vereint. Am Magen zweigt eine Nebenleitung zur Milz ab.
Lo-Gefäße: Der Lo-Punkt des Magens befindet sich ungefähr auf halber Höhe des Schienbeins.
Die Longitudinale folgt etwa dem Außenmeridian bis zur Schlüsselbeingrube hinauf. Dann steigt sie seitlich am Hals zum Unterkiefer empor und

vor dem Ohr vorbei weiter zum Schädeldach. Über das Stirnbein zieht sie hinab zur Nasenwurzel und kehrt über das Gesicht zum Hals zurück. Durch Verzweigungen im Schädel steht sie mit anderen Meridianen in Verbindung.

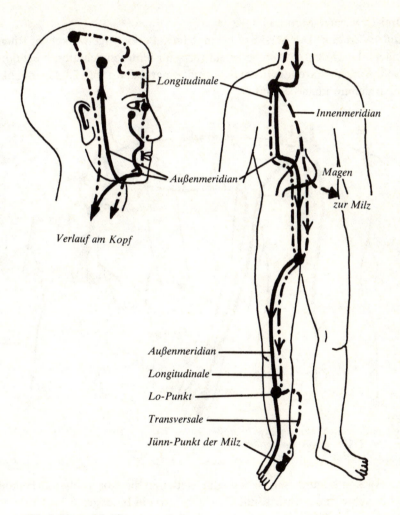

Abb. 6: Magen-Meridian

Die Transversale fließt vom Lo-Punkt entlang der Außenseite des Unterschenkels hinunter zum Fußrücken und trifft an der Fußinnenseite nahe beim Großzehenballen auf den Iünn-Punkt des Milz-Meridians.
Dickdarm- und Magen-Meridian ergeben das Meridianpaar Yang Ming.

Drei-Erwärmer-Meridian
Außenmeridian: Der Meridian beginnt am äußeren Nagelwinkel des Ringfingers. Über den Arm steigt er aufwärts zur hinteren Schulter, biegt dort nach vorne ab und endet in der Schlüsselbeingrube, wo am 12. Magenpunkt der Innenmeridian beginnt.

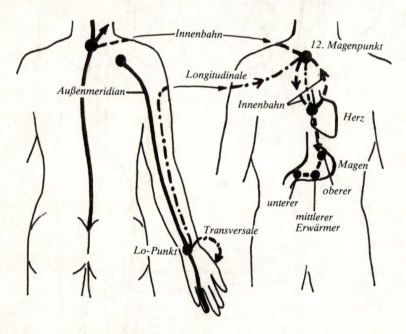

Abb. 7: Drei-Erwärmer-Meridian

Am Nacken kommt eine Nebenbahn wieder an die Körperoberfläche. Sie zieht nach vorne aufwärts hinter das Ohr, wo ein Innengefäß ins Ohr eindringt. Diese Innenleitung tritt vor dem Ohr wieder an die Oberfläche, fließt zum Kiefer hinab und strömt dann über die Wange nach oben zum Endpunkt beim äußeren Augenwinkel. Die erste Bahn umrundet oben das Ohr und steigt davor zum Unterkiefer ab. Wieder aufwärts führend endet sie am unteren Rand der Augenhöhle.

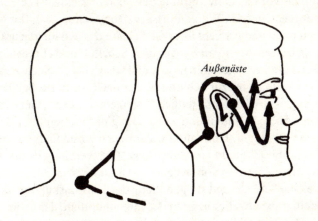

Abb. 8: Drei-Erwärmer-Meridian am Kopf

Innenmeridian: Das innere Hauptgefäß beginnt beim 12. Magenpunkt in der Schlüsselbeingrube. Durch den Herzbeutel zieht es abwärts zum Drei-Erwärmer-Organ am Magen. Eine Nebenbahn kehrt beim Herzbeutel nach oben zur Schlüsselbeingrube zurück. Um den Halsansatz herum fließt sie zum letzten Halswirbel und tritt dort wieder an die Oberfläche. Das Gefäß ins Ohr wurde schon beim Außenmeridian beschrieben.
Lo-Gefäße: Der Lo-Punkt der Drei Erwärmer liegt oberhalb der Handgelenksfurche auf der Oberseite des Unterarms in der Mitte.
Die Longitudinale steigt den Arm empor bis zur Schulteraußenseite, biegt dort zur Brustmitte ab und vereinigt sich nahe beim Herzbeutel mit dem Kreislauf-Meridian.
Die Transversale führt vom Lo-Punkt um das Daumen-Grundgelenk herum zum Iünn-Punkt des Kreislauf-Meridians in der Mitte der Handgelenksfurche.

Gallenblasen-Meridian

Außenmeridian: Die Energieleitung beginnt am äußeren Rand des Auges bei der Augenbraue, wo sie sich sofort in zwei Äste teilt. Ein Zweig fließt nach hinten bis vor das Ohr, umrundet es oben in zackiger Linie und führt dann hinter das Ohr zum Warzenfortsatz. Dort wendet sich der Meridian wieder nach oben und erreicht über die Schläfe das Schädeldach. Gemeinsam mit dem Blasen-Meridian zieht er über Scheitel- und Hinterhauptsbein zum Nacken hinunter, bis er den untersten Halswirbel erreicht. Jetzt weicht er schräg zur Seite ab bis zur Schulter, die er nach vorne zur Schlüsselbeingrube durchquert. Am Rumpf seitlich absteigend führt das Gefäß zur Hüfte, umströmt sie nach hinten und zieht schräg nach innen über das Gesäß hinunter zum Steißbein. Horizontal wieder nach vorne fließend gelangt es zum 30. Gallenblasenpunkt am Hüftgelenk. Hier vereinigt es sich mit dem zweiten Ast. Dieser strömt vom Augenrand hinunter zum Kiefer, bildet auf der Wange eine Schleife und steigt entlang der Halsmuskulatur seitlich zur Schlüsselbeingrube ab. Hier beginnt der Innenmeridian, der in der Leistengegend wieder zur Oberfläche zurückkehrt. Er umströmt die Genitalgegend und zieht dann waagrecht nach hinten zum 30. Gallenblasenpunkt, um sich mit dem ersten Zweig zu treffen. Entlang der Außenseite des Beins verläuft die Bahn hinab zum Fuß, strömt vor dem äußeren Knöchel auf den Fußrücken und endet im äußeren Nagelwinkel der vierten Zehe.
Innenmeridian: Das Innengefäß beginnt in der Schlüsselbeingrube und setzt den zweiten Ast vom Kopf fort. Durch den Brustraum ziehend erreicht es Leber und Gallenblase. Dann steigt die Bahn durch den Bauchraum weiter abwärts zur Leistengegend, wo sie beim 30. Magenpunkt wieder an die Oberfläche tritt.
Lo-Gefäße: Der Lo-Punkt des Gallenblasen-Meridians liegt etwa auf halber Höhe des Unterschenkels an dessen Außenseite.
Die Longitudinale verästelt sich auf der Höhe des äußeren Knöchels auf dem Fußrücken und versorgt alle außer der vierten Zehe, auf der das Außengefäß endet. Im äußeren Nagelwinkel der großen Zehe vereinigt sich ein Zweig der Longitudinalen mit dem Leber-Meridian.
Die Transversale zieht vom Lo-Punkt der Gallenblase zum Iünn-Punkt der Leber zwischen dem ersten und zweiten Mittelfußknochen.

Gallenblasen- und Drei-Erwärmer-Meridian bilden zusammen das Meridianpaar Chao Yang.

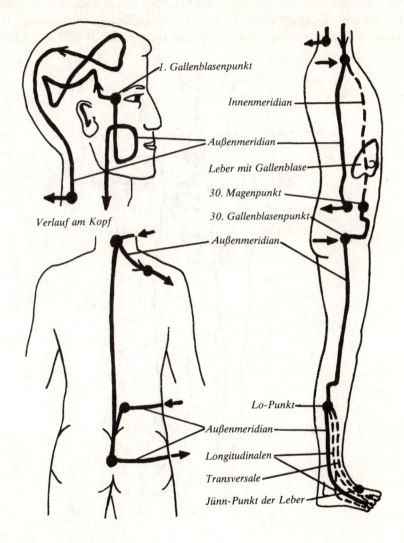

Abb. 9: Gallenblasen-Meridian

Milz-Meridian

Außenmeridian: Der Meridian beginnt am inneren Nagelwinkel der Großzehe. An der Innenseite des Beins zieht er empor bis zur Leistengegend, wo er waagrecht zur Mittellinie des Körpers abbiegt. Er folgt ihr wenige Zentimeter aufwärts, weicht dann seitlich zur Bauchwand ab und kehrt erst

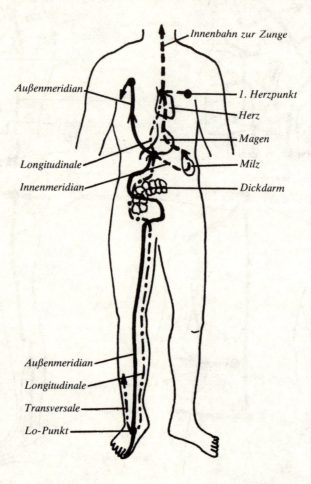

Abb. 10: Milz-Meridian

oberhalb des Nabels zur Mittellinie zurück. An diesem Punkt beginnt ein inneres Gefäß. Die Energiebahn verläßt die Mittellinie sofort wieder und steigt schräg nach außen auf, um dann senkrecht die seitliche Brustwand hinauf bis über die Brustwarze zu führen. In spitzem Winkel zieht der Meridian noch ein kurzes Stück nach unten und endet in der Brustwand.

Innenmeridian: Dort, wo der Außenmeridian oberhalb des Nabels die Mittellinie wieder erreicht, dringt ein Gefäß durch Milz und Magen zum Herzen vor. Eine Nebenbahn verbindet die Milz mit dem 1. Herzpunkt in der Achselhöhle. Die dritte Innenleitung verläßt den Außenmeridian oberhalb der Brust und verläuft durch den Hals bis zum hinteren Zungenrand.

Lo-Gefäße: Der Lo-Punkt der Milz liegt an der Innenseite des Fußes. Die Longitudinale folgt etwa dem Außenmeridian bis zur Leistengegend, um dann in die seitliche Bauchwand einzudringen. Ein Zweig zieht durch Dickdarm und Magen zur Milz.

Die Transversale steigt vom Lo-Punkt schräg über den Fußrücken hinauf zum Iünn-Punkt des Magens auf mittlerer Höhe der Unterschenkel-Außenseite.

Lungen-Meridian

Außenmeridian: Die Energiebahn beginnt mit dem 1. Lungenpunkt an der vorderen Brustwand oberhalb der Brustwarze. Sie steigt ein kurzes Stück in Richtung zur Schulter empor, um dann seitlich am Arm entlang zum Daumen hinabzufließen. An der Innenseite des Daumens nahe beim Nagelwinkel endet der äußere Meridian.

Innenmeridian: Die innere Leitung beginnt am mittleren der Drei Erwärmer am Magen. Sie führt zunächst zum Dickdarm hinab, wendet dort und zieht durch Magen und Lunge hinauf zur Halsmitte beim Kehlkopf. Hier biegt das Gefäß schräg nach unten ab und tritt beim 1. Lungenpunkt an die Oberfläche.

Lo-Gefäße: Der Lo-Punkt der Lunge liegt etwas oberhalb des Handgelenks innen, etwa dort, wo man gewöhnlich den Puls tastet.

Die Longitudinale zieht von hier aus zum 1. Dickdarmpunkt am inneren Nagelwinkel des Zeigefingers.

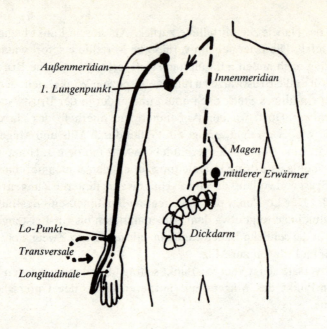

Abb. 11: Lungen-Meridian

Die Transversale umrundet das Handgelenk und erreicht den Iünn-Punkt des Dickdarms zwischen dem ersten und zweiten Mittelhandknochen. Milz- und Lungen-Meridian bilden das Meridianpaar Tae Inn.

Leber-Meridian
Außenmeridian: Das Gefäß beginnt am äußeren Nagelwinkel der Großzehe. Über den Fußrücken hinweg zieht es zum Innenknöchel und vor diesem vorbei entlang der Innenseite des Unterschenkels empor zum inneren Ende der Kniekehle. Quer über die Innenseite des Oberschenkels verläuft die Leitung dann weiter nach oben zum 12. Leberpunkt in der Leiste, wo sie in die Tiefe eindringt. Oberhalb des Schambeins tritt der Meridian wieder nach außen und zieht schräg durch die Bauchwand aufwärts zur elften

Rippe, um an deren freiem Ende in die Tiefe abzusteigen. Am siebten Zwischenrippenraum kommt das Gefäß seitlich der Mittellinie der Brust nochmals an die Körperoberfläche und bildet hier den letzten (14.) Leberpunkt.

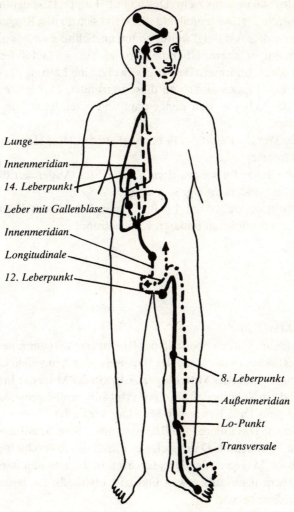

Abb. 12: Leber-Meridian

Innenmeridian: Zwischen dem ersten und zweiten Abschnitt des Außenmeridians besteht eine innere Verbindung, die vom 12. Leberpunkt in der Leiste durch die Genitalgegend zum Austrittspunkt des Außenmeridians oberhalb des Schambeins zieht. Das innere Hauptgefäß beginnt in der Leber, durchstößt das Zwerchfell und verzweigt sich an den Rippen des Brustkorbs. Ein starker Ast steigt weiter hinten am Schlund empor und über den Kiefer zum Augeninnern. Über die Stirn läuft dieses Gefäß bis zur Mittellinie des Kopfes. Im Innern des Auges zweigt eine Leitung ab, die über die Wange zu den Lippen zieht und diese umrundet. Das letzte Innengefäß steigt aus der Leber zu den Lungen auf und vereinigt sich mit dem Lungen-Meridian.
Lo-Gefäße: Der Lo-Punkt der Leber liegt auf mittlerer Höhe an der Innenseite des Unterschenkels.
Die Longitudinale folgt etwa dem Verlauf des Außenmeridians bis zur Genitalgegend und verzweigt sich dort.
Die Transversale zieht vom Lo-Punkt der Leber zum Iünn-Punkt der Gallenblase am vorderen äußeren Knöchelrand.

Kreislauf-Meridian
Außenmeridian: Seitlich oberhalb der Brustwarze tritt der innere Meridian an die Oberfläche. In der Mitte der Innenseite des Arms zieht er hinab zum inneren Nagelwinkel des Mittelfingers. Etwa in der Mitte der Innenseite der Hand zweigt ein Nebengefäß ab, das sich im äußeren Nagelwinkel des Ringfingers mit dem Drei-Erwärmer-Meridian verbindet.
Innenmeridian: Das innere Gefäß beginnt unter dem Brustbein und durchströmt den Herzbeutel. Dann steigt es durch das Zwerchfell ab und verzweigt sich am Magen zu den Drei Erwärmern. Eine Seitenlinie führt unter dem Brustbein nach außen weg und tritt oberhalb der Brustwarzen als Außenmeridian hervor.
Lo-Gefäße: Der Lo-Punkt des Kreislauf-Meridians liegt an der Innenseite des Vorderarms einige Zentimeter oberhalb der Handgelenksfurche.

Die Longitudinale folgt von hier aus dem Außenmeridian und tritt oberhalb der Brustwarze in die Tiefe, bis sie die Gegend hinter dem Brustbein erreicht. Dann steigt sie mit dem inneren Gefäß zum Drei-Erwärmer-Organ hinab.
Die Transversale fließt vom Lo-Punkt um den Arm herum zum Iünn-Punkt der Drei Erwärmer auf der Mitte der Unterarm-Oberseite einige Zentimeter oberhalb der Handgelenksfurche.
Leber- und Kreislauf-Meridian ergeben das Meridianpaar Tsiüe Inn.

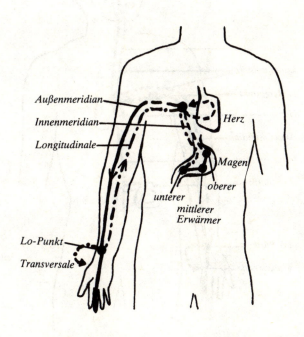

Abb. 13: Kreislauf-Meridian

Herz-Meridian

Außenmeridian: Die Energieleitung beginnt in der vorderen Achselgegend. Entlang der Innenseite des Arms fließt sie abwärts und endet am inneren Nagelwinkel des kleinen Fingers.

Innenmeridian: Ein inneres Gefäß zieht vom Herzen seitlich über die Brust zum 1. Herzpunkt in der Achselgegend und tritt hier als Außenmeridian hervor. Das zweite Gefäß durchdringt das Zwerchfell und führt zum Dünndarm hinab. Ein weiteres inneres Gefäß steigt durch den Hals und das Gesicht empor zum Augapfel.

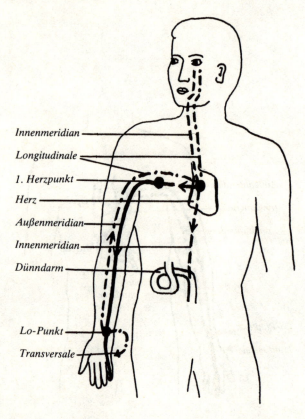

Abb. 14: Herz-Meridian

Lo-Gefäße: Der Lo-Punkt des Herzens liegt oberhalb der Handgelenksfurche auf der Kleinfingerseite.
Die Longitudinale folgt dem Außenmeridian bis zum 1. Herzpunkt. Hier schwenkt sie zum Brustbein ab und steigt dahinter parallel zum Kreislauf-Meridian durch den Hals zur Zungenbasis auf. Neben dem inneren Gefäß führt sie schließlich zum äußeren Augenwinkel hinauf, um sich dort mit dem Dünndarm-Meridian zu verbinden.
Die Transversale zieht vom Lo-Punkt zum Iünn-Punkt des Dünndarms, der sich am letzten Mittelhandknochen außen befindet.

Nieren-Meridian
Außenmeridian: Das Gefäß beginnt im vorderen Teil der Fußsohle. Schräg nach hinten innen verlaufend erreicht es die Mitte der Fußinnenseite. Hier zieht es empor zum Innenknöchel, umrundet ihn und führt entlang der Innenseite des Beins zur Blase hinauf, um hier in die Tiefe einzudringen. Oberhalb der Schambeingrenze seitlich der Körpermittellinie kommt der Meridian wieder nach außen und steigt über Bauch und Brust senkrecht hinauf zur Schlüsselbeingrube.
Innenmeridian: Etwas unterhalb der Blase geht der Außenmeridian ins Körperinnere, steigt empor zur Niere und kehrt dann zur oberen Schambeingrenze zurück, wo er etwas höher seitlich der Mittellinie als Außenmeridian wieder zum Vorschein kommt. In der Schlüsselbeingrube dringt er wieder in die Tiefe und erreicht durch den Hals das Kinn, um schließlich an der Zungenwurzel zu enden. An der Niere zweigt ein Gefäß zur Leber ab, durchdringt über der Leber das Zwerchfell und zieht durch die Lunge zum Endpunkt an der Zungenwurzel. An der Lunge gibt es eine Seitenbahn zum Herzen ab, die sich in der Brustmitte mit dem Kreislauf-Meridian vereint.
Lo-Gefäße: Der Lo-Punkt der Niere liegt am hinteren Teil des inneren Knöchels bei der Ferse.
Die Longitudinale verläuft bis zur Blase parallel zum Außenmeridian und steigt dann senkrecht durch Bauch und Brust seitlich der Mittellinie zum

Herzen empor, wo sie sich mit dem Kreislauf-Meridian vereinigt. An diesem Punkt dringt ein Zweig durch die Brust zur Wirbelsäule und tritt auf der Höhe des dritten Brustwirbels wieder an die Oberfläche.
Die Transversale zieht vom Lo-Punkt um die Ferse herum zum Iünn-Punkt der Blase an der Außenseite des Fußes.
Herz- und Nieren-Meridian ergeben zusammen das Meridianpaar Chao Inn.

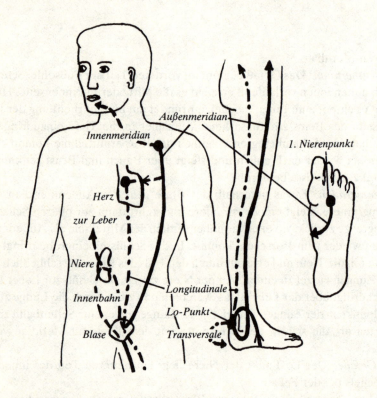

Abb. 15: Nieren-Meridian

Wunder-Meridiane

Wunder-Energiebahnen sind zentrale Gefäße, welche das ganze Energiesystem mit seinen zahlreichen Seitenleitungen und Verzweigungen aufeinander abstimmen. Außerdem versorgen sie die Wunder-Organe mit der Urenergie und sind überdies an der körpereigenen Abwehr beteiligt. Ihr Name ist auf den im Vergleich zu den anderen Meridianen andersartigen, »wunderlichen« Verlauf zurückzuführen.
Als Wunderorgane bezeichnet die chinesische Medizin jene Organsysteme, die wie Yang- (Hohl-) Organe aufgebaut sind, aber Inn- (Speicher-) Organ-Funktionen wahrnehmen. Es gibt fünf dieser Organsysteme, ohne die Leben undenkbar ist: Skelettsystem, Blutzirkulation, Leber-Galle-System, Genitalsystem und das Zentrale Nervensystem (Gehirn und Rückenmark).
Die ancestrale oder Erbenergie ist in den Chromosomen und Nebennieren lokalisiert. Sie ist für die menschliche Entwicklung verantwortlich und bestimmt wesentlich die Lebens- und Abwehrkraft des Individuums. Erbenergie kann nicht aufgefüllt oder ersetzt werden; wenn sie aufgebraucht ist, kann der Mensch nicht mehr leben. Auch das Seelenleben (Gefühle, Triebe) und die geistigen Funktionen (Denken, Gedächtnis, Bewußtsein) werden von der ancestralen Energie bestimmt. Durch Hormone, die in großer Zahl in den Nebennieren produziert werden – über dreißig sind bisher bekannt –, greift die Erbenergie in fast jeden Lebensvorgang ein.
Aus den Nebennieren strömt die ancestrale Energie in die Wunder-Meridiane ein und versorgt zunächst die fünf Wunder-Organe. Danach gelangt sie an den Iü- und Tsing-Punkten auch in die Hauptmeridiane. In vielen kleinen Zweigen strömt die Urenergie bis unter die Haut, um ihrer Abwehrfunktion gerecht zu werden. Dann kehrt sie über die Wunder-Meridiane wieder zu den Wunder-Organen oder Nebennieren zurück, der Energiekreislauf wird geschlossen.
Als Nebenbahnen transportieren die Wunder-Meridiane außer der Erbenergie auch Nähr- und Abwehrenergie. In manchen Abschnitten des Systems strömen diese beiden Energiearten in entgegengesetzter Richtung zur Wunder-Energie. Hier kommt es besonders leicht zu Störungen des Energieflusses.

Die chinesische Medizin kennt acht Wunder-Meridiane mit leicht verständlichen Namen, die auf ihre Funktionen hinweisen.

Tou Mo
Der »Gouverneur-Meridian« strömt mit seinem Hauptgefäß genau über der Wirbelsäule vom Gesäß zum Kopf. Am Rücken und an Brust und Bauch befinden sich einige Nebengefäße.
In den Tou Mo münden alle Yang-Energien des menschlichen Körpers ein, er bildet die zentrale Yang-Energieleitung.

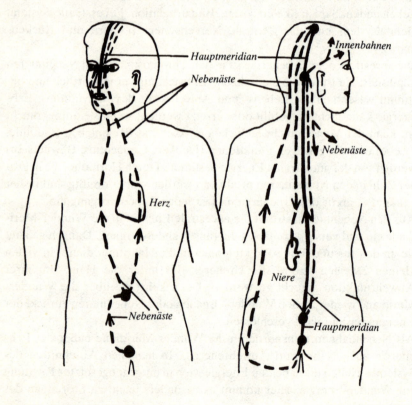

Abb. 16: Wunder-Meridian Tou Mo

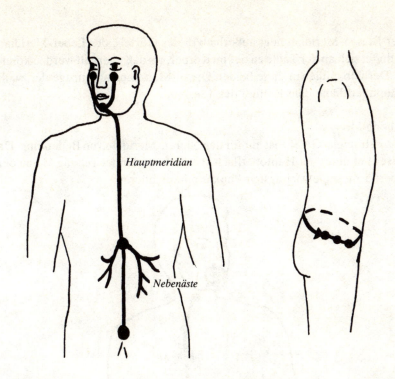

Abb. 17: *Wunder-Meridiane Jenn Mo (links) und Tae Mo*

Jenn Mo
Gegenspieler des »Gouverneurs« ist der Wunder-Meridian »Direktor«, der als zentrale Energieleitung alle Inn-Energie des Körpers aufnimmt. Die Energiebahn führt genau über Bauch und Brust auf der Körpermittellinie empor zum Kinn, wo zwei Äste rechts und links über die Wangen bis unter die Augen ziehen. Am Übergang vom Bauch zur Brust zweigt je ein sich verzweigender Ast rechts und links in die Bauchwand ab.

Tae Mo
In Taillenhöhe umgibt das »Gürtelgefäß« den Körper. Es vereint fast alle Hauptmeridiane zu einem Meridianbündel und kann sie dadurch koordinieren und kontrollieren.

Der Blasen-Meridian liegt außerhalb dieses Gürtels, der Leber-Meridian befindet sich an der Taille zu tief im Körper, als daß er erfaßt werden könnte. Deshalb entgehen diese beiden Organ-Meridiane als einzige der zwölf Hauptmeridiane dem Einfluß des Tae Mo.

Tchong Mo
Das »Strategie-Gefäß« ist nur für den Nieren-Meridian von Bedeutung. Da dieser tief unter der Hautoberfläche verläuft, verbindet Tchong Mo an der Oberfläche seine wichtigsten Punkte miteinander.

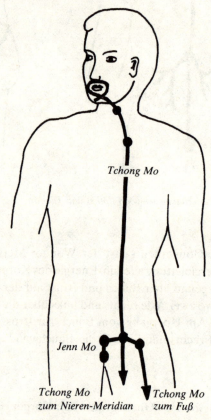

Abb. 18: Wunder-Meridian Tchong Mo

Seitlich der Körpermittellinie zieht der Wunder-Meridian über Bauch und Brust hinauf zur Halsmitte. Hier weicht er etwas seitlich ab, erreicht das Kinn und umrundet die Lippen, um in der Kinnmitte zu enden. Am Unterbauch zieht ein kurzer Ast zur Körpermittellinie, wo er auf den Jenn Mo trifft. Das Hauptgefäß steigt an der Schenkelinnenseite zum Nieren-Hauptmeridian ab, eine Seitenlinie strömt in der Schenkelmitte hinab bis zum Fuß.

Wei Mo
Der Wunder-Meridian Wei Mo besteht aus je einem Verbindungsgefäß für die drei Yang- und die drei Inn-Zonen. Yang Wei Mo beginnt vor dem äußeren Fußknöchel, umrundet ihn unten und zieht dann entlang des Unter- und Oberschenkels hinauf zur Leistengegend. Von hier strömt das Gefäß zur Körperseite hinten, dort aufwärts bis zum Ohr und schließlich über den Schädel nach vorne zur Stirn. Inn Wei Mo beginnt auf mittlerer Höhe des Unterschenkels vorne beim Schienbein. Über die Vorderseite des Beins und die Bauch- und Brustseitenwand gelangt der Wunder-Meridian zum Endpunkt am Hals.

Keo Mo
Aufgabe der »Fersenkraft-Gefäße« ist es, die Bewegungen des Körpers zu koordinieren, die »Kraft der Fersen« beim Gehen zu harmonisieren. Yang Keo Mo beginnt am äußeren Fußknöchel, umrundet ihn unten und fließt am Bein entlang zur Leistengegend. An der hinteren Körperseite zieht der Meridian weiter zur Schulter, überquert schräg nach oben die Halsmitte und erreicht den inneren Augenwinkel. Von hier aus strömt der Wunder-Meridian über Stirn und Schädeldach nach hinten, wo er auf der Höhe des Ohrs am Hinterhauptsbein endet. Inn Keo Mo beginnt am inneren Fußknöchel, strömt an der inneren Seite des Beins aufwärts und erreicht über Bauch und Brust ebenfalls den inneren Augenwinkel.

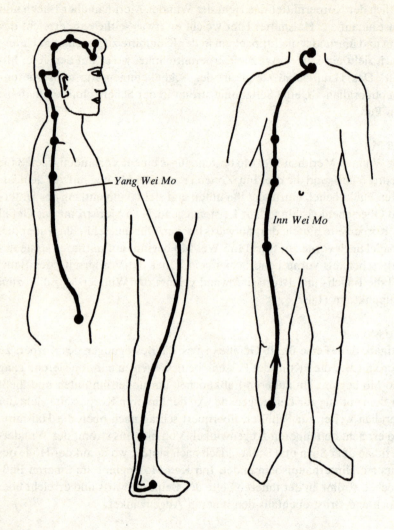

Abb. 19: Wunder-Meridiane Yang Wei Mo (links) und Inn Wei Mo

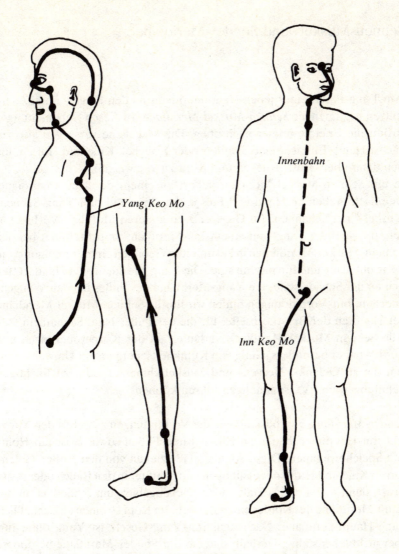

Abb. 20: Wunder-Meridiane Yang Keo Mo (links) und Inn Keo Mo

Sehnen-Muskel- und Sonder-Meridiane

Am Tsing-Punkt eines jeden Hauptmeridians an den Finger- und Zehenspitzen beginnen die *Sehnen-Muskel-Meridiane*. In diesen Nebenleitungen strömt die Energie immer nach oben. Die Meridiane versorgen also zunächst Hand, Ellbogen und Schulter oder Knöchel, Knie und Hüften, um sich dann über Brust, Rücken und Kopf zu verzweigen.
Je ein Sehnen-Muskel-Meridian gehört zu einem der Hauptmeridiane. Demnach fließen an Hand und Fuß je drei Inn- und drei Yang-Sehnen-Muskel-Energiebahnen. Im Gegensatz zu anderen Meridian-Verbindungen, die je einen Yang- mit einem Inn-Meridian koppeln, findet bei den Sehnen-Muskel-Meridianen in bestimmten Gebieten eine Vereinigung von Yang mit Yang und Inn mit Inn statt. Die Yang-Meridiane der Hand treffen sich an der Schädelseite, die Yang-Meridiane des Fußes bei den Wangenknochen. Inn-Verbindungen finden wir für die Sehnen-Muskel-Meridiane der Hand an der Brustkorbseite, für die des Fußes beim Schambein.
Alle Sehnen-Muskel-Meridiane verlaufen an der Körperoberfläche und werden daher besonders häufig von Krankheitsenergien der Umwelt befallen, die zu Gelenk-, Nerven- und Muskelschmerzen oder zu flüchtigen Lähmungen und Verspannungen führen können.

Sonder-Meridiane vervollständigen die Verbindungen zwischen den Yang- und Inn-Hauptmeridianen an Händen und Füßen sowie zwischen Hohl- und Speicherorganen. Diese Sondergefäße ziehen von den großen Gelenken an Knie und Hüfte oder Ellbogen und Schulter in den Bauch oder in die Brust, dann aufwärts ins Hals- oder Nackengebiet, um schließlich in die Yang-Meridiane des Kopfes einzumünden. Im Kopf strömen ausschließlich Yang-Hauptmeridiane. Nach dem Inn-Yang-Gesetz ist Yang ohne Inn aber nicht lebensfähig. Deshalb sind die Inn-Sonder-Meridiane besonders wichtig, weil sie lebensnotwendige Inn-Energie zum Kopf bringen.
Die zusätzlichen Koppelungen von Inn- und Yang-Hauptmeridianen durch Sondergefäße befinden sich entsprechend dem allgemeinen Verlauf der Sonder-Meridiane in folgenden Körperzonen:

Sonder-Meridiane der Hauptmeridiane	Zusatz-Verbindungen oben	unten
Dünndarm – Herz	Augenwinkel innen	Achsel seitlich
Kreislauf – Drei Erwärmer	hinter dem Ohr	Achsel seitlich
Dickdarm – Lunge	Hals seitlich	Schulter
Magen – Milz	Augenwinkel innen	Leistengegend
Leber – Gallenblase	Augenwinkel außen	Schambein
Niere – Harnblase	Nacken	Kniebeuge

Chinesische Behandlungspunkte

Behandlungs- und Diagnosepunkte befinden sich im Verlauf aller Energiebahnen. Ihre Aufgabe ist es, die im Meridian strömende Energie zu konzentrieren und an die Oberfläche aufsteigen zu lassen. Erst über diese Konzentrationspunkte wird eine Beeinflussung und Steuerung der Energieströme durch Punktur, Pressur oder Erwärmung (Moxibustion) möglich. Manche der Punkte werden bei Erkrankungen innerhalb ihres Einzugsgebiets schmerzhaft und sind dann von diagnostischer Bedeutung. Meist liegen die chinesischen Punkte zwischen Muskeln und Sehnen oder über kleinen Vertiefungen der Knochen.

Insgesamt sind heute schon annähernd 700 Konzentrationspunkte bekannt. Die wissenschaftlichen Untersuchungen und Versuche bringen aber immer neue Erkenntnisse mit neuen Behandlungspunkten, die oft überraschende Heilanzeigen ergeben. Auf den zwölf Hauptmeridianen befinden sich 309 Punkte, die sich wie folgt auf die einzelnen Meridiane verteilen:

Hauptmeridian	Punktzahl	Hauptmeridian	Punktzahl
Herz	9	Magen	45
Kreislauf	9	Drei Erwärmer	23
Milz	21	Leber	14
Lunge	11	Gallenblase	44
Niere	27	Dünndarm	19
Harnblase	67	Dickdarm	20

Wichtigste Konzentrationspunkte sind die schon im Altertum bekannten *Sü*-Punkte. Jeder Hauptmeridian hat sechs dieser antiken Punkte, wobei zu beachten ist, daß die Punkte drei und vier auf den Inn-Meridianen in einem Punkt vereinigt sind.
Alle sechs Sü-Punkte liegen im Bereich der oberen und unteren Extremitäten zwischen Hand und Ellbogen oder Fuß und Knie. Als Yang-Zonen unterliegen diese Gebiete besonders stark den Einflüssen der Umwelt-Energien.
Jeder Sü-Punkt hat ganz spezielle Funktionen, die bei Erkrankungen therapeutisch genutzt werden.
Erster antiker Punkt ist *Tsing,* der an den Finger- und Zehenspitzen am Beginn oder Ende eines Hauptmeridians liegt. Er leitet die Energie aus dem vorangegangenen in den folgenden Meridian über. Am Tsing-Punkt zweigt auch der Sehnen-Muskel-Meridian jedes Hauptmeridians ab.
Als zweiter Sü-Punkt hat *Jong* die Aufgabe, die Energie des gesamten Hauptmeridians anzuregen und in Gang zu halten.
Ihm folgt der *Iü*-Punkt, der Energie von der Körperoberfläche abzieht und dabei auch krankheitserregende Umweltenergien ins Meridiansystem einläßt.

Iünn ist der vierte Sü-Punkt. Wir haben ihn schon bei der Beschreibung der Hauptmeridiane als den Meridianpunkt kennengelernt, in den das transversale Lo-Gefäß eines anderen Hauptmeridians einmündet.
Iü und Iünn sind bei den Inn-Meridianen in einem Punkt zusammengefaßt.
Fünfter antiker Punkt ist *King,* der Energie in die Gegend der Gelenke, Knochen, Sehnen und Muskeln verteilt. Bei Erkrankungen soll er die Krankheitsenergie aus dem Hauptmeridian in die Umgebung ausleiten.
Ho, der letzte Sü-Punkt, liegt am Ende der Yang-Zonen in der Nähe von Ellbogen oder Knie. In ihm sammelt sich die Energie, ehe sie konzentriert ans Inn-Gebiet (Körperinnere) abgegeben wird.
Neben diesen antiken Sü-Punkten kennen wir noch fünf andere Punktarten von Bedeutung mit unterschiedlichen energetischen Funktionen.
Himmelsfenster nennt die blumige chinesische Sprache jene Punkte in der Hals- und Nackenregion, die Energie aus dem Rumpf (Inn = Erde) in den Kopf (Yang = Himmel) überleiten.

Die *Verbindungs*- (Lo-) Punkte haben wir schon bei der Beschreibung der Hauptmeridiane behandelt. Sie liegen dort, wo Transversalen zum Iünn-Punkt eines anderen Hauptgefäßes abzweigen und Longitudinalen den Meridian mit seinem Organ verbinden. Über die Lo-Punkte kann die Energie in den beiden durch transversale Gefäße gekoppelten Hauptmeridianen harmonisiert werden. Durch die Longitudinalen ist auch die Beeinflussung des meridianeigenen Organs vom Lo-Punkt aus möglich.

Regulierungs- (Tsri-) Punkte bestimmen den Energiefluß in ihrem Hauptmeridian. Durch ihre Beeinflussung wird die bei manchen Erkrankungen stockende Energie wieder in Umlauf gebracht.

Zustimmungs-Punkte leiten Abwehr- (Yang-) Energie in den Rücken zum Blasen-Meridian. Über diese Punkte ist es auch möglich, die Hohl- und Speicherorgane direkt zu beeinflussen, was die meisten anderen Punkte nur indirekt über die Energieleitungen erlauben.

Auch die *Herolds*- (Mo-) Punkte ermöglichen eine direkte Organbeeinflussung. Wegen ihrer engen Beziehungen zu den Organen werden Mo-Punkte bei organischen Krankheiten schmerzhaft und lassen wichtige diagnostische Rückschlüsse zu. Außerdem leiten sie Nähr- (Inn-) Energie in das Bauch- und Brustgebiet, bilden also das Gegenstück zu den Zustimmungs-Punkten.

Techniken der Punkt-Behandlung

Akupunktur

Die Akupunktur verwendet heute hauptsächlich Stahlnadeln verschiedener Länge mit gewundenem Schaft und langer, dünner Spitze. Zur Blutungs-Akupunktur werden dreieckige Stahlnadeln benutzt, nach deren Entfernung die Stichwunde noch nachblutet. Bei empfindlichen Patienten gebraucht man einen kleinen Hammer mit vielen feinen Nadeln zum Abklopfen der Behandlungspunkte.
Die Nadeln werden senkrecht oder schräg in die Hauptpunkte gestochen. Die Tiefe des Einstichs hängt vom Meridianverlauf und der Hautdicke ab. Während an empfindlichen, dünnhäutigen Körperzonen, beispielsweise am Ohr oder am Gesicht, schon ein bis drei Millimeter genügen, kann an muskulösen Stellen, zum Beispiel am Gesäß, mehrere Zentimeter tief eingestochen werden. Bei Lähmungen und einigen anderen Erkrankungen schiebt der Akupunkturarzt bis zu fünfzig Zentimeter lange Nadeln waagrecht unter die Haut, so daß gleichzeitig mehrere Meridianpunkte erfaßt werden. Die einzelne Sitzung dauert durchschnittlich eine Viertelstunde. Bei starken Beschwerden kann bis zu einer Stunde behandelt werden, bei energiearmen Patienten sind kürzere Anwendungen bis zu fünf Minuten angezeigt, die öfter wiederholt werden.
Grundsätzlich verboten ist Akupunktur bei Herzjagen, hohem Fieber, starkem Schwitzen, Trunkenheit und nach üppigen Mahlzeiten. Außerdem gibt es bestimmte Körperzonen, in die keine Nadeln eingestochen werden dürfen, beispielsweise am Augapfel.
Die Technik der Akupunktur beherrscht nur der erfahrene Fachmann, der aus der Art der Krankheit auch erkennt, welche Punkte zu behandeln sind.

Moxibustion

An einigen Meridianpunkten können nicht nur Nadeln eingestochen, sondern auch Kräuterkugeln abgebrannt werden. Diese Kugeln, als Moxa oder Kao bezeichnet, bestehen meist aus getrockneten Beifußblättern (Artemisia vulgaris), bei bestimmten Heilanzeigen auch aus anderen Kräutern, Gewürzen wie Ingwer oder Salz.

Je Punkt werden drei bis sechs, seltener mehr Kugeln abgebrannt, die man sofort entfernt, sobald der Patient das Brennen spürt. Besonders präzise anzuwenden sind Kräuterzigarren, die genau auf die Meridianpunkte gesetzt werden. Manchmal wird Kräuterpulver in einem Sieb verbrannt und mit dem entweichenden Rauch die zu behandelnde Körperzone bestrichen.

Zur Kombination von Punktur mit Moxibustion steckt man Kräuterkugeln auf Akupunkturnadeln und erreicht damit beim Abbrennen eine intensivere Tiefenwirkung.

Die Kontraindikationen der Akupunktur gelten auch für die Moxibustion. Außerdem ist das Abbrennen von Kao nicht angezeigt bei akuten Krankheiten, Fülle an Wärmeenergie im Meridiansystem, an Zonen mit Herzenergie, am Gesicht, über sehnen- und gefäßreichen Hautzonen und am Unterbauch Schwangerer.

Wie Akupunktur muß auch die Moxibustion vom Fachmann ausgeführt werden, der die Spezialpunkte, Techniken und Heilanzeigen kennt.

Akupressur

Im Gegensatz dazu ist Akupressur (vom lateinischen acus = Punkt, pressare = pressen, drücken) die seit über fünf Jahrtausenden in der chinesischen Volksheilkunde bewährte Selbsthilfe im Krankheitsfall. Sie beruht auf den gleichen energetisch-physiologischen Prinzipien wie die Akupunktur, möglicherweise ging die Behandlung mit Nadeln erst aus den Erfahrungen mit dem »Hausmittel« Akupressur hervor.

Störungen der Energie-Harmonie und eindringende Umweltenergien sind an der Entstehung von Krankheiten wesentlich beteiligt. Die Akupressur öffnet blockierte Energiebahnen, bringt versickerte oder stockende Energieströme wieder in Bewegung, leitet krankheitserregende Umweltenergien aus und stellt so das gesunde Energie-Gleichgewicht im Meridiansystem wieder her.

Im »Reich der Mitte« gehört Akupressur heute schon in den unteren Schulklassen zum Lehrstoff. In den Fabriken halten Ärzte Pflichtkurse für die gesamte Belegschaft ab, in den Dorfgemeinschaften leiten die »barfüßigen Ärztinnen« jung und alt zur Selbstbehandlung durch Akupressur an. Viele Krankheiten, die wir kaum lindern können – zum Beispiel die sehr schmerzhafte Gesichtsneuralgie – sind in China kein Problem mehr. Allerdings kann und will Akupressur den Arzt nicht ersetzen. Sie entlastet ihn dort, wo sein Fachwissen nicht unbedingt notwendig ist, wo eine Krankheit mit wenigen Handgriffen verhindert oder im Keim erstickt werden kann. Dank unserer ungleich besseren ärztlichen Versorgung sind wir nicht wie die Chinesen weitgehend auf Selbsthilfe durch Akupressur angewiesen. Dennoch sprechen zwei sehr gewichtige Gründe dafür, daß auch wir Europäer uns in vertretbaren Fällen der Akupressur bedienen.

Von Jahr zu Jahr steigt der Arzneimittel-Konsum in den meisten Industrienationen an. In erster Linie sind es frei verkäufliche Pharmaka gegen Kopfschmerz, Schlaflosigkeit, Stuhlverstopfung, aber auch die als »happy pills« bekannten Tranquilizer, deren beängstigend zunehmender Mißbrauch unsere Volksgesundheit gefährdet. Akupressur macht gerade diese bei längerer Anwendung nicht ungefährlichen Arzneimittel weitgehend überflüssig, die ohnehin nur zeitweilig Symptome lindern, ohne wirklich zu heilen.

Die Kostenlawine im deutschen Gesundheitswesen hat die Grenzen der Belastbarkeit der Bevölkerung erreicht. Wenn medizinische Forschung, wenn Fortschritte in Diagnose und Therapie nicht in absehbarer Zeit am Geldmangel scheitern sollen, dann müssen wir nicht nur Auswüchse wie den vielzitierten »Bettenberg« reduzieren und das Gesundheitswesen rationalisieren. Es ist mindestens ebenso wichtig, den Patienten zum verantwortungsbewußten Umgang mit seiner Gesundheit zu erziehen, ihm die Einsicht zu vermitteln, daß sein Krankenschein ihm keine kostenlose Behandlung sichert, sondern ein Wertpapier darstellt, das nicht mißbraucht werden sollte. Mit dem Hausmittel Akupressur kann erreicht werden, daß Bagatellfälle den Arzt nicht mehr belasten, ohne daß der Patient deshalb unzumutbare Kosten oder Beeinträchtigungen seiner Gesundheit hinnehmen muß. Zugleich kann Akupressur meist verhindern, daß aus Bagatellfällen ernstere Krankheiten entstehen.

Entscheidende Vorteile der Akupressur für die Selbstbehandlung sind:
  Vorbeugende oder den Krankheitsverlauf abkürzende Wirkung
  Einfache Anwendung ohne gesundheitliche Risiken
  Keine Nebenwirkungen auch bei Daueranwendung
  Klare Heilanzeigen mit genau definierten Punkten
  Keine Einstichstelle mit Stichschmerz, Blutung oder Infektionsgefahr.
Bewußt sind in diesem Buch nicht alle in China bekannten und üblichen Heilanzeigen der Akupressur genannt. Was dort infolge der ärztlichen Unterversorgung vieler Regionen notwendig sein kann, eignet sich nicht immer auch zur Selbstbehandlung bei uns. Die chinesische Bevölkerung verfügt über ein erstaunliches medizinisches Allgemeinwissen, das solche Anwendungen ohne große Risiken zuläßt, bei uns ist dieses Wissen nicht die Regel. Deshalb erschien es nicht angebracht, manche Heilanzeigen mit in das Buch aufzunehmen.

Auch unter den genannten Erkrankungen bedürfen manche ärztlicher Überwachung, beispielsweise Angina pectoris oder Bluthochdruck. Hier ist der therapeutische Effekt der Akupressur aber zu wichtig, als daß auf diese Anwendung verzichtet werden sollte. Trotzdem muß die Wirkung vom Arzt überwacht werden. Wenn Sie dies beachten, dann können die angegebenen Gesundheitsstörungen ohne Risiko durch Akupressur selbst behandelt werden.

Zu jeder der behandelten Erkrankungen werden zunächst die Symptome beschrieben. Durch Vergleich der Symptomatik mit Ihren Krankheitserscheinungen können Sie feststellen, an welcher Erkrankung Sie wahrscheinlich leiden. Tasten Sie alle dazu genannten Meridianpunkte ab und kennzeichnen Sie die, welche auf Druck schmerzen, mit einem Kohle- oder Lippenstift. Wenn keine eindeutig schmerzhaften Punkte feststellbar sind, dann markieren Sie alle im Buch beschriebenen Punkte der entsprechenden Krankheit.

Manchmal genügt schon die Beeinflussung eines Punktes, oft müssen Punktkombinationen behandelt werden, ehe sich ein Erfolg einstellt.

Wenn die Pressur der schmerzhaften Punkte keine Wirkung zeigt, müssen Sie auch die anderen Punkte beeinflussen. Genügt auch das nicht, weichen Sie auf die bei vielen Heilanzeigen genannten Hilfspunkte mit Fernwirkung aus. Befürchten Sie keine Nebenwirkungen oder gesundheitlichen Risiken, wenn Sie versehentlich einen falschen Punkt behandelt haben.
Bleibt die korrekt durchgeführte Akupressur ohne Wirkung, müssen Sie zweierlei überprüfen:
   Haben Sie die angegebenen Punkte richtig erfaßt?
   Liegt eine Krankheit mit ähnlichen Symptomen, aber anderen Behandlungspunkten vor?
Erscheint Ihnen alles korrekt, dann kann Ihre Krankheit wahrscheinlich durch Akupressur nicht behandelt werden. Sie müssen einen Arzt oder Heilpraktiker aufsuchen.
Wählen Sie zur Behandlung einen möglichst ruhigen Raum, damit Sie sich ungestört entspannen und konzentrieren können. Legen Sie zur besseren Entspannung beide Hände auf den Bauch und atmen Sie ganz ungezwungen, das führt automatisch zur entspannungsfördernden Tiefatmung. Patienten mit organischen Herz- oder Lungenleiden dürfen diese Atemübung nur mit ärztlicher Erlaubnis durchführen. Unterbrechen Sie die Tiefatmung sofort, wenn sich ein Druck oder Unbehagen über Herz oder Lungen bemerkbar macht. Das anfänglich mögliche Schwindelgefühl dagegen ist Zeichen der Wirkung und braucht nicht beachtet zu werden.
Akupressur ist auch im Sitzen oder Stehen möglich, zumindest anfangs wird man sich aber aufs Bett legen, wann immer das möglich ist.
Zur Vorbeugung kann eine einmalige Anwendung am Morgen ausreichen, ansonsten behandeln Sie die Punkte drei- bis viermal täglich in möglichst gleichmäßigen Zeitabständen, wenn im Buch nichts anderes vorgeschrieben wird.
Die Punkte werden meist mit Daumen, Zeige- oder Mittelfinger behandelt. Müssen größere Körperzonen beeinflußt werden, setzt man gleichzeitig beide Daumen oder Zeige-, Mittel- und Ringfinger zugleich an, am Bauch legt man manchmal die ganze Handfläche auf.
Setzen Sie die Fingerkuppen fest auf den Punkt und führen Sie kreisende Bewegungen aus. Der Fingerdruck kann leicht schmerzhaft sein. Achten Sie aber darauf, daß nicht zu lange, spitze Fingernägel die Haut verletzen.

Leichte Punktmassage ist angezeigt an empfindlichen Körperstellen, vor allem am Auge. Sie kann bis zu dreißig Sekunden dauern. Die mittelstarke Massage eignet sich zur Behandlung der Bauchpunkte und dauert in der Regel nicht länger als 15 Sekunden. Kräftige Pressur sollte sieben bis zehn Sekunden Dauer nicht überschreiten, damit nicht der zu starke Reiz der Heilung im Wege steht. Manche Punkte werden mehrmals hintereinander in kurzen Abständen behandelt.

Die Punktur auf der Brust ist fast immer kräftig und wird mit Daumen oder Zeigefinger durchgeführt. Am Bauch darf kurz nach einer Mahlzeit nicht behandelt werden.

Nicht alle Punkte am Rücken können Sie selbst erreichen. Wenn keine Hilfsperson zur Stelle ist, legen Sie einfach eine harte Kugel auf eine feste Unterlage und lassen sich so darauf nieder, daß die Kugel genau den Behandlungspunkt berührt.

Wenn Sie alle diese Regeln beachten, die Ihnen nach ein wenig Übung in Fleisch und Blut übergehen, werden Sie auch bald erleben, was viele Patienten vor Ihnen als das »Wunder der Akupressur« bezeichneten.

ABC der Heilanzeigen

Abspannung – Ermüdung
Körperliche und geistige Ermüdung nach der Arbeit wird verursacht durch die Anhäufung von Stoffwechselschlacken in den Zellen. Diese normale Abspannung signalisiert das Erholungsbedürfnis des Körpers und soll vor Überanstrengung schützen. Wird die Übermüdung durch Willensanstrengung oder anregende Mittel wie Koffein überspielt, dann tritt nach kurzer Frist die Übermüdung und Erschöpfung unserer Leistungsreserven ein, die wesentlich länger als normale Ermüdung anhält. Chronische Erschöpfung führt zur verminderten Leistungsfähigkeit und erhöhten Anfälligkeit für Krankheiten. Deshalb dürfen Sie Akupressur nie dazu mißbrauchen, die Erholungsphasen längere Zeit einzuschränken.
Abnorme Ermüdbarkeit kennen wir als Folge schleichender Krankheiten, zum Beispiel der Leberfunktionsschwäche und -entzündung oder der Blutarmut. In solchen Fällen kann Akupressur wenig helfen, ehe der Arzt die Ursachen nicht beseitigt hat. Jede häufige oder dauernde abnorme Ermüdung und Mattigkeit muß immer Anlaß zur baldigen ärztlichen Untersuchung sein.
Eine Domäne der Akupressur sind jene Ermüdungszustände, die im Gefolge vegetativer und hormoneller Störungen, als Alterserscheinung, bei niedrigem Blutdruck oder durch seelische Ursachen wie Unlust, Widerwillen und mangelnde Motivation entstehen. In solchen Fällen ist Akupressur allen Anregungsmitteln eindeutig vorzuziehen. Wenn Sie ausnahmsweise einmal die notwendige Erholung durch Akupressur hinauszögern wollen, dann muß sichergestellt sein, daß das Erholungsdefizit nachträglich ausgeglichen wird.
Tasten Sie zunächst an beiden Seiten des Halses nach der Halsschlagader. Setzen Sie Zeige- und Mittelfinger so unter dem Kiefer an, daß die pulsierende Ader sich zwischen den Fingerkuppen befindet. Dann drücken Sie entlang der Arterie dreimal nicht zu stark von oben nach unten. Anschließend pressen Sie fest und gleichmäßig mit dem Daumen zuerst rechts, dann links vom Ohr am Kiefer entlang bis zur Halsarterie. Genügt dies noch

nicht, drücken Sie viermal hintereinander jeweils fünf Sekunden lang in die Vertiefung in der Nackenmitte am unteren Ende der Schädelbasis. Etwa drei Zentimeter rechts und links davon tasten Sie nach den Kopfmuskeln, die Sie von oben nach unten massieren.

Wenn Sie wissen, daß zu niedriger Blutdruck die Ursache der Abspannung ist, dann sollten Sie zusätzlich die entsprechenden Punkte behandeln, bis der Blutdruck sich normalisiert.

Angina pectoris
Die Herzenge *(Stenocardie)* tritt anfallsweise auf und geht einher mit Atemnot, Beklemmung über der Brust und Schmerzen in der linken Brustseite, die in den linken Arm bis zur Hand, manchmal sogar entlang der linken Körperseite bis ins Bein und den Fuß ausstrahlen können. Wenn die Schmerzen unerträglich sind und von Todesangst und Vernichtungsgefühl begleitet werden, dann ist immer ein Herzinfarkt zu befürchten, der sofortige Einweisung in die Klinik notwendig macht.

Die organische Stenocardie entsteht durch Verkalkung der Herzkranzgefäße, wie sie heute schon in relativ jungen Jahren nachweisbar ist. Durch die Verengung der Herzkranzgefäße gelangt zu wenig Sauerstoff zum Herzmuskel. Andere organische Ursachen sind Herzmuskelschäden, wie sie durch Infektionsherde, Mandelentzündungen, Gelenkrheumatismus oder Vergiftungen entstehen können.

Bei der funktionellen Stenocardie sind die Koronargefäße durch Nervosität, Streß, seelische Ursachen, Überanstrengung oder Nikotinmißbrauch verkrampft und verengt, was wie die Verkalkung zum Sauerstoffmangel führt. Diese »nur« funktionelle Form der Angina pectoris darf man nicht auf die leichte Schulter nehmen. Im Lauf der Zeit schädigen die Anfälle den Herzmuskel, das funktionelle wird zum echten organischen Leiden.

Die meisten der Patienten sind Raucher und leiden an Bluthochdruck. Häufig finden wir erhöhte Blutfettwerte, beruflichen Streß, übermäßigen Ehrgeiz und private Konflikte als zusätzliche Risikofaktoren. Eine so schwerwiegende Gesundheitsstörung wie die Herzenge darf natürlich nicht ohne Arzt behandelt werden. Die Heilung ist nur möglich, wenn gleichzeitig die Risikofaktoren ausgeschaltet werden; es genügt nicht, durch Akupressur künftigen Anfällen vorzubeugen oder den akuten Zustand rasch zu

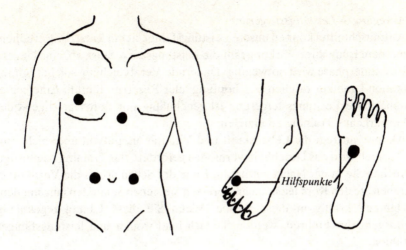

Abb. 21: Angina pectoris

lindern. Nur der Arzt kann diese Risiken erkennen und entsprechend behandeln. Außerdem kann nur Ihr Arzt mit Sicherheit feststellen, ob eine organische oder eine funktionelle Stenocardie vorliegt, die naturgemäß unterschiedlich behandelt werden müssen.
Zur Vorbeugung wie zur raschen Linderung des akuten Anfalls pressen Sie zunächst den Punkt genau unter dem Brustbein und den ersten Herzpunkt etwas oberhalb der Brustwarze. Genügt dies nicht, suchen Sie rechts und links vom Nabel die beiden druckempfindlichen Stellen und drücken hier nicht zu kräftig. Hilfspunkte mit Fernwirkung befinden sich auf dem vierten Mittelfußknochen oberhalb der vierten Zehe am Fußrücken und in der Mitte der Fußsohle.
Dem Infarktrisiko beugen Sie vor, indem Sie den Beruhigungspunkt des Kreislauf-Meridians am inneren Unterarm drei Fingerbreiten über der oberen Handwurzelfalte pressen. Gegen Streß hilft Pressur der Punkte des »Göttlichen Gleichmuts«, die in den Vertiefungen seitlich außen unterhalb der Kniescheiben liegen. Wenn Sie an hohem Blutdruck leiden, behandeln Sie zusätzlich auch die hierzu genannten Punkte.

Anregung – Leistungssteigerung
Aufputschmittel können unsere Leistungsfähigkeit nur kurzfristig erhöhen, mit dem Ende ihrer Wirkung fällt die Leistungskurve stark ab, eine längere Erholungsphase wird notwendig. Dauernde Verabreichung solcher Stimulantien kann zur raschen Erschöpfung aller Reserven führen. Eine echte, dauerhafte Leistungssteigerung ist regelmäßig nur durch geistiges oder körperliches Training zu erzielen.
Akupressur regt die Lebenskraft und Vitalität an, putscht aber nicht auf. Dadurch wird das Durchhaltevermögen gefördert, das Training begünstigt. Suchen Sie in der Nackenmitte am Ende der Schädelbasis die Vertiefung, heben Sie den Kopf leicht an und pressen Sie sieben Sekunden lang mit dem Daumen kräftig in diese Grube. Wenn Sie diese Übung regelmäßig morgens durchführen, werden Sie sich bald wohler und leistungsfähiger fühlen.

Appetitmangel
Vorübergehend verminderte oder ganz aufgehobene Eßlust ist bei manchen Erkrankungen eine sinnvolle Schutzmaßnahme des Körpers. Der Organismus soll vorübergehend von der Verdauungsarbeit entlastet werden,

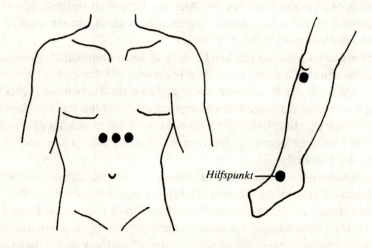

Abb. 22: Appetitmangel

um sich ganz auf die Krankheitsabwehr zu konzentrieren. Dagegen ist länger andauernde Appetitlosigkeit immer ein ernstes Krankheitszeichen und muß Anlaß zur ärztlichen Untersuchung sein.
Akupressur ist indiziert, wenn uns etwas den »Appetit verschlagen« hat, also bei seelisch bedingtem Appetitmangel.
Zunächst massieren Sie das Gewebe unter der letzten Rippe und pressen den Daumen in die Vertiefungen seitlich unter den Kniescheiben außen. Zusätzlich können Sie am Übergang vom Fußrücken zum Unterschenkel kräftig drücken.

Aufwachstörungen
Für viele Menschen ist das Erwachen eine tägliche Qual. Manche liegen stundenlang wach, ehe sie aufstehen müssen, andere fallen erst in den frühen Morgenstunden in bleiernen Schlaf, aus dem sie nur langsam herausfinden, geplagt von Schwindelanfällen und schwerem Kopf.
Hinter dieser Morgenmüdigkeit kann sich eine latente Zuckerkrankheit, Blutarmut, Vitaminmangel, eine Störung der Schilddrüsenfunktion oder ein chronischer Krankheitsherd verbergen. Psychische Ursachen sind Streß, Arbeitsunlust oder Angst vor den Aufgaben und Problemen des neuen Tages. Oft läuft auch die »biologische Uhr« dieser »Morgenmuffel« anders als ihr Lebensrhythmus. Nachtmenschen kommen am Morgen nur schwer in Gang und erreichen erst am späten Nachmittag ihre volle Leistungsfähigkeit. Wer ohne Wecker nicht munter wird, morgens nie Appetit hat und auf Kaffee zur Aufmunterung nicht verzichten kann, der gehört mit großer Wahrscheinlichkeit zu den Nachtmenschen. Exakt zu erkennen sind Morgen- und Nachtmenschen am Verhältnis der Herzschläge zu den Atemzügen nach dem Erwachen, das gewöhnlich vier zu eins beträgt. Beim Morgenmenschen schlägt das Herz nach dem Aufwachen schneller, das Verhältnis liegt über vier Herzschläge zu einem Atemzug, beim Nachtmenschen kommen morgens auf einen Atemzug weniger als vier Herzschläge.
Gewöhnlich ist es dem Nachtmenschen nicht möglich, seine Arbeitszeit der inneren Uhr anzupassen. Wenn organische Ursachen der Morgenmüdigkeit durch ärztliche Untersuchung ausgeschlossen wurden, dann hilft folgende Akupressur-Behandlung: Massieren Sie mit beiden Daumen gleich-

zeitig leicht kreisend die Schädelmittellinie von der Stirn über die Schädeldecke bis hinunter zum Nacken. Sie erfassen dabei alle wichtigen Punkte auf dem Schädeldach und werden rasch munter und leistungsfähig. Diese Behandlung hilft auch bei Alkohol-Kater und Morgenmüdigkeit bei Wetterwechsel (Wetterfühligkeit).

Augenschmerzen
Augenschmerzen und Druckgefühle entstehen durch Erkrankungen wie Augenschwäche (Asthenopie), Entzündungen der Augenhäute oder der Sehnerven, gesteigerten Augeninnendruck und bei Verletzungen des Auges. Ist der Augenschmerz mit Stirnkopfschmerz, Übelkeit, Brechreiz und Nebel- oder Farbringsehen verbunden, müssen Sie sofort den Augenarzt aufsuchen. Diese Symptome deuten meist auf einen akuten Glaukomanfall (Grüner Star) hin, der unbehandelt binnen weniger Stunden zur Erblindung führen kann. Auch alle anderen organisch verursachten Augenschmerzen müssen fachärztlich untersucht werden, damit keine Dauerschäden entstehen.
Akupressur ist dann angezeigt, wenn der Augendruck oder -schmerz eindeutig auf Überanstrengung, Schlafmangel, Wetterfühligkeit oder Kater zurückzuführen ist. In solchen Fällen befreit Akupressur Sie rasch von den quälenden Beschwerden.

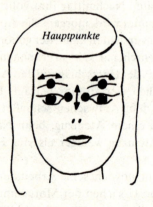 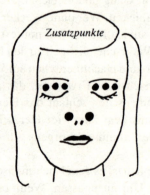

Abb. 23: *Augenschmerzen*

Legen Sie den Zeigefinger auf die Mitte der Augenbraue und reiben Sie unter leichtem Druck auf dem Knochen hin und her. Hilft das noch nicht, massieren Sie mit Daumen und Zeigefinger die Haut an der Nasenwurzel von oben nach unten, wobei Sie den Fingerdruck auf der Höhe der Augenbraue leicht verstärken. Dann klopfen Sie mit dem Zeigefinger rechts und links gegen die Nasenflügel.

Erst wenn auch das noch nicht genügt, schließen Sie die Augen und klopfen mit den Fingerkuppen vom inneren Augenwinkel nach außen leicht gegen die geschlossenen Augenlider beider Augen.

Bandscheibenschäden
Als elastische Puffersubstanz liegen die Bandscheiben zwischen den Wirbelkörpern. Sie bestehen aus einem äußeren Faserring und dem inneren Gallertkern. Mit zunehmendem Alter läßt die Elastizität der Bandscheiben nach, meist zuerst an den besonders stark beanspruchten letzten beiden Bandscheiben der Lendenwirbelsäule.

Die Symptome des Bandscheibenschadens reichen von Rückenschmerzen oder Hexenschuß bis zu teilweisen Lähmungen, die entstehen, wenn der äußere Faserring einreißt und der austretende Gallertkern auf die Nervenwurzeln drückt. Letzteres ist allerdings ziemlich selten und erfordert sofortige Operation, ehe dauernde Lähmungen zurückbleiben.

Die Schäden an den Zwischenwirbelscheiben können nicht mehr rückgängig gemacht werden, die Behandlung verhindert die Verschlimmerung des Leidens und lindert die Schmerzen. Auch Akupressur kann die Bandscheibenschäden nicht heilen, sie hilft vor allem gegen den quälenden Schmerz, so daß schmerzstillende Arzneimittel eingespart werden können. Ergänzt wird die Akupressur durch Bäder, Massagen, Krankengymnastik, manchmal auch durch Versorgung mit einem stützenden Mieder.

Bandscheibenschäden sollten nie ohne Arzt behandelt werden. Je früher Sie zum Fachmann gehen, desto eher können weitere Schäden verhindert werden. Geben Sie sich nicht mit der Schmerzlinderung durch Akupressur zufrieden, das Leiden selbst schreitet ohne ärztliche Hilfe unaufhaltsam fort. Durch Abtasten der Wirbelsäule suchen Sie zunächst das Schmerzzentrum. Pressen Sie den Zeigefinger so fest zwischen die beiden betroffenen

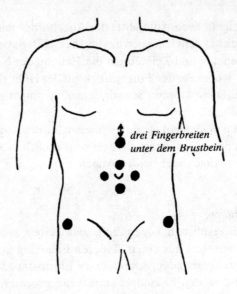

Abb. 24: *Bandscheibenschäden*

Wirbel, daß ein jäher Schmerz auftritt. Dies wiederholen Sie im Abstand von 30 Minuten so lange, bis Ihre Schmerzen spürbar nachlassen. Zusätzlich können Sie den Punkt zwei bis drei Fingerbreiten unter dem Brustbein pressen, rund um den Nabel behandeln oder außen am Ansatz der Oberschenkel drücken. Nützt diese Behandlung nicht, versuchen Sie es mit den bei Kreuz- und Rückenschmerzen genannten Punkten.
Schäden im Bereich der Hals- und Brustwirbelsäule sind seltener und werden in der gleichen Weise behandelt.

Bein- und Fußbeschwerden
Heiße, brennende Füße und Schweregefühl in den Beinen sind meist die Folge ungewohnter Anstrengungen oder dauernder Belastungen, wie sie vor allem bei Verkaufspersonal und bei den in der Gastronomie Tätigen auftreten können. Blutstockungen ohne erkennbare Ursache, die häufiger beobachtet werden, können erstes Warnzeichen einer Herzleistungs-

schwäche sein. Auch Krampfadern und Orangenhaut gehen oft einher mit schweren Beinen und Zirkulationsstörungen.
Bei schweren, schmerzenden Beinen pressen Sie zunächst innen am Knie und auf den unteren Abschnitt der Wade. Zusätzlich können Sie die Punkte auf der Mitte des Schienbeins, am äußeren Fußknöchel, rund um den inneren Knöchel und an der kleinen Zehe beeinflussen.
Gegen Fußschmerzen pressen Sie an beiden Beinen unterhalb der Kniescheiben fest aufs Schienbein. Dann drücken Sie eine Handbreit über dem inneren Fußknöchel ans Bein, massieren die Ferse und pressen den Daumen in die Mitte der Fußsohle.

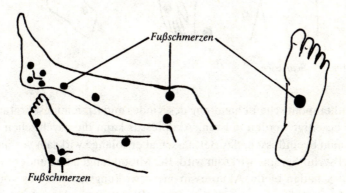

Abb. 25: Bein-und Fußbeschwerden

Bettnässen
Die Unfähigkeit, den Harnabgang willkürlich zu steuern, entsteht besonders bei Mädchen nicht selten durch Mißbildungen der Harnwege oder der Wirbelsäule, vorübergehend auch bei Entzündungen der Blase. Sehr oft aber ist Bettnässen die Folge psychischer Störungen und falscher Erziehung. So kann dahinter beispielsweise der Wunsch nach mehr Beachtung stehen, der durch die immer falsche Bestrafung in negativem Sinne erfüllt wird.
Wenn Kinder vom dritten Lebensjahr an noch das Bett verunreinigen, dann ist immer eine ärztliche Untersuchung notwendig. Wird dabei keine organische Ursache festgestellt, liegen seelische Gründe vor, die fast immer durch

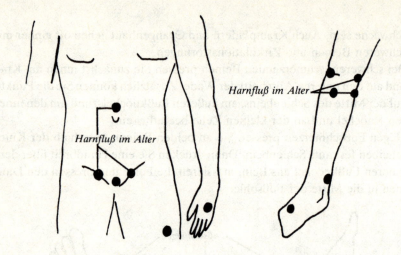

Abb. 26: Bettnässen

psychotherapeutische Behandlung des Kindes und Erziehungsberatung der Eltern beseitigt werden müssen. Akupressur kann die psychischen Ursachen kaum beeinflussen, das Bettnässen aber solange wirksam verhindern, bis die Psychotherapie wirksam wird. Bei Mißbildungen und anderen organischen Schäden bleibt Akupressur meist wirkungslos, nur das vorübergehende Bettnässen im Gefolge einer Blasenentzündung kann durch zusätzliche Pressur der dort genannten Punkte ursächlich behandelt werden.

Die Punkte sind vor dem Schlafengehen dreimal mit kurzen Pausen in der gleichen Reihenfolge zu beeinflussen. Zunächst pressen Sie über dem kleinen Finger gegen den fünften Mittelhandknochen und über der kleinen Zehe auf den fünften Mittelfußknochen. Behandeln Sie diese Punkte immer an beiden Händen und Füßen. Danach drücken Sie außen am Kniegelenk, in Oberschenkelmitte, in der Schamgegend und abschließend am inneren Fußknöchel.

Beim Harnfluß im Alter ist immer ärztliche Kontrolle notwendig. Die Spezialpunkte liegen eine Fingerbreite über dem Nabel, in der Leistengegend, innen am Knie, drei Fingerbreiten unter dem Knie und etwas unterhalb der Kniekehle.

Blasenentzündung
Die Harnblasenentzündung ist keineswegs so harmlos, wie vielfach angenommen wird. Eine nicht energisch und lange genug – mindestens drei Monate – durchgeführte Behandlung begünstigt den Übergang der akuten in die chronische Form, die sich in Harnleiter und Nierenbecken fortsetzen kann und dann bedrohliche Auswirkungen hat.
Symptomatisch sind Schmerzen beim Wasserlassen, die gegen Ende der Harnentleerung zunehmen, vermehrte Entleerung der Harnblase, Brennen in der Harnröhre, manchmal Bettnässen, dazu Allgemeinerscheinungen wie Kopfschmerz, Müdigkeit, Übelkeit, belegte Zunge und Augenringe. Verursacht wird die Entzündung durch oft sehr widerstandsfähige Erreger, die durch kalte Füße oder Zugluft begünstigt werden.
Kräutertees (Bärentraubenblätter) sollten nur in leichten Fällen ohne nennenswerte Beeinträchtigung des Allgemeinbefindens verabreicht werden, wenn der Arzt zustimmt. Meist wird er aber die pflanzlichen Wirkstoffe konzentriert in Tablettenform verordnen oder starke Desinfektionsmittel

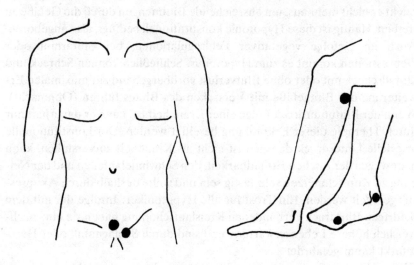

Abb. 27: Blasenentzündung

einsetzen, die erst in der Harnblase wirksam werden. Akupressur soll vor allem die unangenehmen Symptome lindern und die Ausheilung begünstigen, nur in leichten Fällen wird sie auch allein zur Ausheilung genügen. Zur Behandlung pressen Sie den Daumen in die Leistenfalte und massieren über der Schamfuge. Dann drücken Sie mit dem Mittelfinger den Punkt etwas unterhalb der Kniekehle, massieren den äußeren Fußknöchel und abschließend den fünften Mittelfußknochen über der kleinen Zehe.
Therapiestützend meiden Sie saure Speisen wie Essig oder Sauerbraten, Früchte wie Orangen und Zitronen, Gewürze wie Pfeffer, Senf und Zwiebeln, ferner Bier, Weißwein und andere alkoholische Getränke, Kaffee und Schwarztee. Trinken Sie ausreichend – etwa einen Liter täglich – aber nicht zuviel.

Blutdruck, zu niedrig
Liegt der Druck, mit dem das Blut beim Zusammenziehen der Herzkammer (Systole) in den Körperkreislauf gepreßt wird, unter 100 mm Hg, dann reicht er nicht mehr aus, um ausreichende Blutmengen durch die Gefäße zu treiben. Häufig ist diese Hypotonie konstitutionell bedingt, also angeboren. Auch im Gefolge vegetativer Fehlregulationen, bei Blutarmut oder Depressionen kommt es zum Hypotonus. Schließlich können Schreck und Unfallschock mit oder ohne Blutverlust vorübergehend zur maximalen Erweiterung der Blutgefäße mit Versacken des Blutes führen (Ohnmacht). Wenn der Blutunterdruck Folge einer Krankheit ist, kann er dauerhaft nur durch Therapie dieser Erkrankung beseitigt werden. Der konstitutionelle arterielle Unterdruck dagegen ist nicht als Krankheit zu verstehen, kann aber wegen der raschen Ermüdbarkeit, den Schwindelanfällen und der Neigung zu Kopfschmerzen sehr lästig sein und sollte deshalb durch Akupressur geregelt werden. Ein Trost für alle Hypotoniker: Infolge der mit dem niedrigen Blutdruck verbundenen Kreislaufschonung haben sie eine nachweislich höhere Lebenserwartung und sind durch Schlaganfall oder Herzinfarkt kaum gefährdet.
Wegen der günstigeren Blutverteilung lassen die Beschwerden im Liegen meist nach, um beim Aufrichten nach nächtlicher Ruhe verstärkt wieder

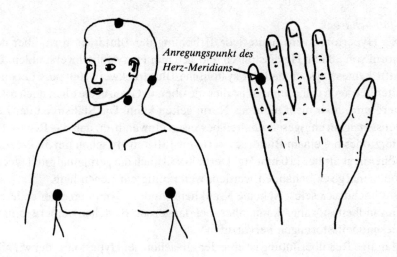

Abb. 28: Blutdruck zu niedrig

aufzutreten. Deshalb empfiehlt es sich, mit der Akupressur noch im Bett zu beginnen.
Zuerst drücken Sie seitlich des Adamsapfels kräftig gegen die Halsschlagader. Durch Pressur der Vertiefung in Nackenmitte am Ende der Schädelbasis wird der Kreislauf zusätzlich aktiviert. Streichen Sie von dieser Grube entlang der Mittellinie aufwärts zur Schädeldecke und massieren Sie kräftig die Kopfhaut.
Genügt dies nicht, suchen Sie im Nagelwinkel des kleinen Fingers innen die auf Druck leicht schmerzhafte Stelle, die Sie eine halbe Minute lang kräftig mit dem Daumennagel der anderen Hand massieren. Die Stelle soll leicht schmerzen, die Haut darf aber nicht verletzt werden. Diesen Anregungspunkt des Herz-Meridians können Sie auch im Laufe des Tages überall unauffällig behandeln, wenn Ihnen schwindlig wird. Ein Hilfspunkt, den Sie kräftig mit dem Daumen pressen, liegt vorne am Ansatz der Achselhöhle.
Behandeln Sie die Hauptpunkte mindestens dreimal täglich, den Anregungspunkt im Nagelwinkel zusätzlich bei Bedarf.

Bluthochdruck
Als Hypertonie wird heute jede Erhöhung der Blutdruckwerte über die Norm von 80 mm Hg diastolisch und 120 mm Hg systolisch verstanden. Es trifft keineswegs zu, daß der systolische Blutdruckwert 100 plus Lebensalter betragen soll, vielmehr ist dies die oberste Grenze, die eben noch toleriert wird, aber nicht mehr als Norm gelten kann. Die Statistiken der Lebensversicherungsgesellschaften beweisen einwandfrei, daß das Risiko des Herztodes bei einem Blutdruckwert von 130 mm Hg schon um 50 Prozent höher liegt als bei 110 mm Hg. Deshalb soll auch die geringfügigste Hypertonie energisch behandelt werden, wenn nötig ein Leben lang.
Bluthochdruck selbst ist keine Krankheit, sondern Symptom einer anderen Gesundheitsstörung, kann aber bei längerem Bestehen andere ernste Gesundheitsstörungen hervorrufen.
Ständige Reizüberflutung ist eine der Ursachen der Hypertonie, der wir alle mehr oder weniger ausgesetzt sind und die oft schon beim jungen Menschen zum gefährlichen, weil besonders lange auf das Gefäßsystem einwirkenden »juvenilen Hypertonus« führt. Streß, dauernde Nervenanspannung, Hetze, Hektik, innere Konflikte, Nikotinmißbrauch, Drüsenstörungen, Herdinfektionen beispielsweise an Mandeln, Zähnen oder Nebenhöhlen, Fettleibigkeit, Nieren- und Blutkrankheiten, Arteriosklerose oder Allergien sind weitere Ursachen des Bluthochdrucks.
Wir unterscheiden den dauernd erhöhten stabilen vom zeitweise erhöhten labilen Hochdruck. Der schwankende Blutdruck gefährdet die Gefäße besonders stark und wird als eine wesentliche Ursache der Gefäßverkalkung verdächtigt.
Im ersten Hochdruckstadium sind die Hautgefäße meist erweitert, die Patienten wirken vital und gesund und leiden nur gelegentlich unter Kopfschmerzen und Schwindelgefühl. Unbehandelt entsteht im Laufe der Zeit eine Nierenschädigung. Die geschädigte Niere gibt eine Substanz ab, die zu Gefäßkrämpfen mit Mangeldurchblutung führt, der »rote« geht in den gefährlichen »blassen« Hochdruck über. Während der diastolische Wert im ersten Stadium oft noch normal bleibt, steigt er jetzt immer auf über 100 mm Hg an. Die Kopfschmerzen nehmen zu, Ohrensausen, Schwindel, abnorm rasche Ermüdbarkeit, Gedächtnisschwäche und andere Störungen der Gehirnfunktionen treten hinzu, die bereits als Vorboten des später dro-

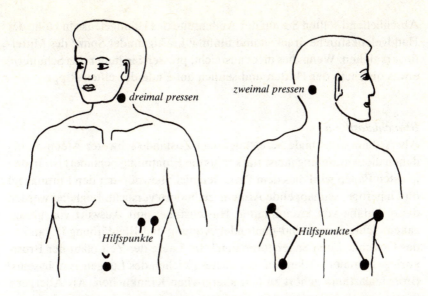

Abb. 29: Blutdruck zu hoch

henden Schlaganfalls zu beurteilen sind. Das Herz wird überdehnt, bis es zu Klappenfehlern und Herzleistungsschwäche kommt. Frühzeitig ist durch Harnuntersuchung die drohende Schrumpfniere nachzuweisen, die unbehandelt zu Wassersucht, Harnvergiftung und Tod führt.

Es kann nicht eindringlich genug wiederholt werden: Frühzeitige, konsequente, wenn nötig lebenslange Behandlung ist auch bei nur leicht erhöhtem Blutdruck immer notwendig. Die Therapie muß zusammen mit dem Arzt durchgeführt werden, der den Blutdruck kontrolliert und mögliche Folgen der Hypertension frühzeitig erkennt und behandelt.

Regelmäßige Akupressur bewahrt zuverlässig vor Schlaganfall und anderen Risiken des Bluthochdrucks. Pressen Sie zunächst auf der Höhe des Adamsapfels dreimal mit dem Zeigefinger gleichzeitig rechts und links auf die Halsschlagader, wobei Sie tief einatmen sollten. Danach drücken Sie zweimal in die Vertiefung in Nackenmitte unterhalb der Schädelbasis. Schließlich setzen Sie die Finger beider Hände unter dem Nabel an und pressen das Gewebe nicht zu stark.

Abschließend sollten Sie auf der Außenseite des Handgelenks in Höhe der Handgelenksfurche drücken und fünfmal kräftig an der Spitze des Mittelfingers ziehen. Wenn dies nicht ausreicht, pressen Sie hinter den Schultern, etwas oberhalb der Hüften und seitlich am Ende der elften Rippe.

Bronchialasthma
Als Asthma bronchiale bezeichnet man Zustände schwerer Atemnot, bei denen die Ausatmung meist stärker als die Einatmung behindert ist. In den meisten Fällen wird dies dem Patienten nicht bewußt, der den Luftmangel durch heftige, schnappende Atmung zu lindern versucht. Begleitet werden diese Anfälle von krampfhaften Hustenstößen mit Auswurf von glasigzähem Schleim, rasselnd-pfeifender Atmung und Blaufärbung (Zyanose) des Gesichts durch Sauerstoffmangel. Im Laufe der Zeit bläht der Brustkorb sich immer stärker auf, deutliches Zeichen des Lungen-Emphysems. Bronchialasthma gehört zu den allergischen Krankheiten. Als Allergene kommen viele Faktoren in Frage, die oft nur schwer aufzuspüren sind, zum Beispiel Staub, Bettfedern, Lacke, Mehl, Pilze oder Nahrungsmittel. Im Laufe der Zeit reagiert der Patient auch auf viele nervöse und psychische Reize mit Asthmaanfällen. Durch diese ständigen Anfälle kann das Leiden sich schließlich selbst erhalten, auch wenn die Ursache vielleicht nicht mehr einwirkt. Akute Lebensgefahr besteht, wenn der Patient im »Status asthmaticus« überhaupt keine Luft mehr bekommt. Außer der Lungenblähung (Emphysem) drohen Schäden am Herzen, die als Spätfolge zum Tode führen können.
Desensibilisierung ist nur möglich, wenn die Allergene im Test genau feststellbar sind. Neben Arzneimitteln zur Lösung des Bronchialkrampfes werden antiallergische Substanzen verabreicht. Bei Dauerbehandlung treten durch diese Medikamente oft Nebenwirkungen auf.
Bronchialasthma gehört zu den Krankheiten, die Sie nur unter ärztlicher Kontrolle behandeln dürfen. Durch Akupressur können Sie den Anfällen vorbeugen und akute Anfälle unterbrechen, ohne die bei medikamentöser Dauerbehandlung auftretenden Nebenwirkungen befürchten zu müssen.
Zunächst suchen Sie auf dem Brustbein die schmerzempfindliche Stelle, die kräftig gepreßt wird. Anschließend drücken Sie rechts und links am oberen

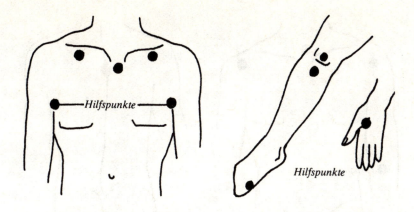

Abb. 30: Bronchialasthma

Schlüsselbeinrand und im Raum zwischen der ersten und zweiten Rippe fünfmal. Zusätzlich können Sie auf und unter dem Knie, an der Wurzel der Großzehe, am Gewebe zwischen Daumen und Zeigefinger und auf dem fünften Mittelhandknochen über dem kleinen Finger pressen. Ein letzter Hilfspunkt liegt in der Achselhöhlengegend.

Bronchitis
Die Entzündung der Bronchien ist immer eine ernste, unter ärztlicher Kontrolle auszuheilende Krankheit. Die akute Form beginnt mit Schüttelfrost, hohem Fieber, Schmerzen in der Lunge und starkem Husten mit eitrigem, gelb bis dunkelgrün gefärbtem Auswurf. Viele Erreger der Bronchitis sind heute schon resistent gegen Antibiotika, weshalb die Therapie oft schwierig ist. In schweren und hartnäckigen Fällen eitriger Bronchitis hat sich oft der Verzehr von Knoblauch bewährt, dessen antibiotikaähnlich wirkende Öle vorwiegend über die Lungen ausgeschieden werden.
Chronische Bronchitis verläuft oft symptomarm mit Husten, an den der Patient sich gewöhnt, leicht erhöhter Temperatur und wenig beeinträchtigtem Allgemeinbefinden. Wegen der drohenden Spätfolgen einer Bronchitis

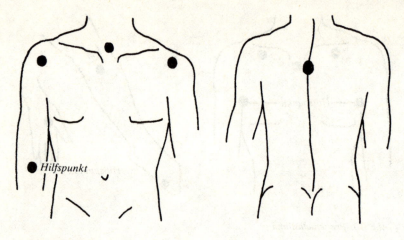

Abb. 31: Bronchitis

müssen hohe Dosen Antibiotika über längere Zeit hinweg verabreicht werden. Zur Lösung der Bronchialkrämpfe und der Verschleimung gibt man zusätzlich entsprechende Arzneimittel.

Akupressur unterstützt in beiden Fällen die Therapie und kann – frühzeitig angewendet – meist zuverlässig verhindern, daß aus einem Bronchialkatarrh überhaupt eine Bronchitis entsteht. Pressen Sie zunächst in die Vertiefung unter der Kehle. Dann suchen Sie an der Schulterseite eine weitere Vertiefung, die rechts und links behandelt wird. Schließlich drücken Sie am Rücken über dem vierten Brustwirbel. Genügt dies noch nicht, können Sie die Punkte innen am Ellbogen und am inneren Handgelenk über dem Daumen zusätzlich beeinflussen.

Depression – Angstzustände
Die Angst vor dem Nichts, vor der Sinnlosigkeit menschlicher Existenz, ist ein Bestandteil menschlichen Lebens. Falsch wäre es, diese gegenstandslose Angst verdrängen zu wollen, wie es der neurotische Mensch vergebens versucht. Martin Heidegger nennt die Angst eine »Grundbefindlichkeit un-

serer Existenz«. Mit diesem Phänomen müssen wir leben, wie es unsere Vorfahren konnten und unsere Nachkommen lernen müssen. Von dieser Angst zu unterscheiden ist die konkrete Furcht, zum Beispiel die Furcht vor Bestrafung.

Angst kann auch im Gefolge körperlicher und seelischer Krankheiten entstehen. Angina-pectoris-Anfälle zum Beispiel werden häufig von solchen Angstgefühlen begleitet. Schließlich ist Angst symptomatisch für Neurosen, Depressionen und manche Geisteskrankheiten. Im Verlauf schwerer Neurosen entwickeln die Patienten manchmal Abwehrmechanismen gegen die Angst, die Zwangshandlungen.

Zu starke Angst erzeugt die Angst vor dieser Angst, ein Krankheitsbild, das wir als Phobophobie bezeichnen.

Zwangshandlungen und Psychosen erfordern immer fachärztliche Behandlung, Akupressur kann hier wenig ausrichten. Dagegen sprechen andere Angstzustände, wie sie durch organische Krankheiten, Streß, Überanstrengung, leichtere neurotische Störungen oder depressive Verstimmungen

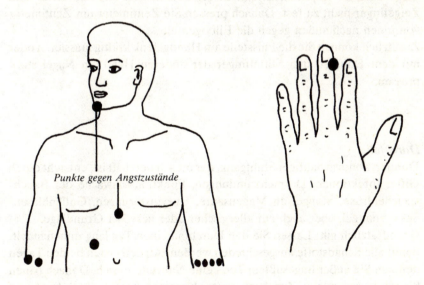

Abb. 32: Depression

ausgelöst werden, auf Akupressur gut an. In jedem Fall sollte man zumindest einige Tage lang Akupressur anwenden, ehe man zu Tranquilizern greift, die nicht wie die Akupressur das Gleichgewicht wieder herstellen, sondern die Angst und ihre Ursachen nur überdecken.

Die beiden Angst-Punkte liegen in der Körpermittellinie auf dem Wunder-Meridian »Direktor«, der über Bauch und Brust zur Kinnspitze zieht. Der erste Punkt befindet sich genau an der Kinnspitze unter dem Unterkieferknochen, der zweite am unteren Ende des Brustbeins. Zusätzlich können Sie die Punkte des »Göttlichen Gleichmuts« pressen, die sich seitlich außen unterhalb der Kniescheiben befinden.

Endogene Depressionen, die auf vererbter Anlage beruhen und als Zyklothymie oder manisch-depressive Krankheit in Phasen ablaufen, können nur durch den Facharzt behandelt werden. Akupressur hilft gegen Schwermut, Niedergeschlagenheit und depressive Verstimmungen, wie sie bei Wetterfühligkeit, nach Mißerfolgen und Enttäuschungen entstehen können. Suchen Sie in diesen Fällen schon bei den ersten Anzeichen am rechten Oberbauch die empfindlichste Stelle und drücken Sie hier mit Mittel- und Zeigefinger nicht zu fest. Danach pressen Sie Zentimeter um Zentimeter von innen nach außen gegen die Ellbogenfalte.

Zusätzlich können Sie die Pulsstelle am Handgelenk kräftig massieren oder mit dem Daumen den Mittelfinger der anderen Hand am Nagel stark pressen.

Durchfall

Dünner, abnorm häufiger Stuhlgang, der oft schmerzhaft ist, entsteht durch Gifte, Infektionen, Darmentzündungen, Funktionsschwäche der Bauchspeicheldrüse, Mangel an Magensäure, Enzymstörungen, Gallenblasen-Sekretmangel, aber auch auf allergischer oder nervöser Grundlage.

Grundsätzlich gilt: Lassen Sie den Durchfall einen Tag lang unbehandelt, damit alle Schadstoffe ausgeschieden werden. An den ersten beiden Tagen nehmen Sie außer ungesüßtem Tee keine Nahrung zu sich. Danach bauen Sie mit Haferschleim, Zwieback, später Karotten, Kartoffelbrei, Fisch und Hühnerfleisch allmählich wieder die gewohnte Vollkost auf. Essen Sie in kleinen Portionen. Tritt als Reaktion eine Stuhlverstopfung ein, Hände weg von Abführmitteln! Behandeln Sie diese reaktive Verstopfung nur mit Buttermilch, Leinsamen und Pressur der dazu genannten Punkte.

Wenn der Durchfall mit Fieber und Mattigkeit verbunden ist, rufen Sie unbedingt den Arzt. Durchfall, der trotz Akupressur und Diät länger als zwei Tage dauert, muß ärztlich behandelt werden; der sonst entstehende Wasser- und Elektrolytverlust könnte tödlich sein. Treten im Verlauf des Durchfalls plötzlich Krämpfe auf, veranlassen Sie sofortige stationäre Behandlung, dieser Zustand ist akut lebensbedrohlich!

Bedenken Sie auch: Nicht richtig ausgeheilter Durchfall kann in eine chronische Darmentzündung übergehen, die lebenslange Beschwerden verursacht.

In den meisten Fällen genügt Akupressur, mit der Sie am zweiten Tag beginnen, und Einhaltung der Diät. Pressen Sie nacheinander die Mitte des Fußrückens, das Gewebe zwischen zweiter und dritter Zehe und über der großen Zehe die Innenseite des ersten Mittelfußknochens. Dann massieren Sie das untere Zeigefingergelenk zur Daumenseite und die Innenfläche des Handgelenks. Zusätzlich können Sie mit dem Zeigefinger seitlich des Nabels und schräg darüber in die Bauchdecke pressen.

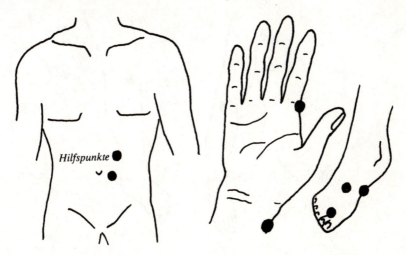

Abb. 33: Durchfall

Eingeschlafene Glieder
Mißempfindungen wie Einschlafen der Glieder, Kribbeln oder »Ameisenlaufen« können bei Durchblutungsstörungen durch Arteriosklerose oder Verkrampfungen, aber auch bei ungünstiger Haltung des Glieds (längere Zeit angewinkelt) auftreten. Andere Ursachen sind vegetative Störungen oder Nervenreizungen durch Schäden an der Wirbelsäule. Der Arzt sollte immer aufgesucht werden, wenn solche Parästhesien länger dauern oder häufig auftreten. Zur Soforthilfe pressen Sie am inneren Unterarm den Punkt zwei Fingerbreiten über der Pulsstelle oder am Unterschenkel vier Fingerbreiten über dem inneren Knöchel.

Erbrechen
Die krampfhafte Entleerung des Magens durch die Speiseröhre wird immer durch Erregung des Brechzentrums im Zwischenhirn ausgelöst. Zweckmäßig und erwünscht ist Erbrechen nur dann, wenn es durch Infektionen oder Gifte entsteht, da in solchen Fällen die Schadstoffe rasch wieder ausgeschieden werden sollen. Andere Ursachen sind direkte Einwirkungen auf

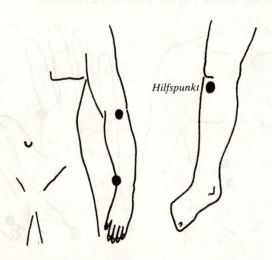

Abb. 34: Erbrechen

das Gehirn (Erschütterung), Stoffwechselvergiftungen, Blinddarmentzündungen, Gallen- und Nierenkoliken, Magengeschwüre, Darmverschluß (Kotbrechen), manchmal Krampfhusten. Schließlich kennen wir das Erbrechen bei Schwangerschaft, als Zeichen der Reisekrankheit und ausgelöst durch seelische Faktoren, beispielsweise Abscheu oder Ekel.
Häufiges Erbrechen ist immer sehr ernst zu nehmen, da es zum lebensbedrohlichen Elektrolyt- und Flüssigkeitsverlust führt. Deshalb ist in solchen Fällen ärztliche Kontrolle notwendig. Zwar kann jede Form des Erbrechens durch Akupressur beeinflußt werden, die rasche Hilfe macht in den genannten Fällen den Gang zum Arzt aber nicht überflüssig, der nach den Ursachen suchen und sie ausschalten muß.
Zunächst pressen Sie mit dem Daumen innen ans Gelenk der anderen Hand. Dann drücken Sie außen am Arm mit dem Finger in die Ellbogenfalte. Hilfsweise können sie unterhalb der Kniescheibe fest aufs Bein pressen.
Die risikolose Akupressur ist ganz besonders beim Schwangerschaftserbrechen zu empfehlen. Fahrer von Kraftfahrzeugen, die zur Reisekrankheit neigen, die üblichen Tabletten wegen der Gefahr der verminderten Reaktionsfähigkeit im Verkehr aber nie anwenden dürfen, können den Brechreiz durch diese Akupressur-Behandlung risikolos beseitigen.

Frigidität
Die Gefühlskälte der Frau ist eine nicht seltene Erscheinung. In den meisten Fällen wird sie seelisch verursacht und bedarf langwieriger, nicht immer erfolgreicher Psychotherapie. Wenn durch ärztliche Untersuchung organische Ursachen ausgeschlossen wurden, ist Akupressur immer angezeigt und sehr oft erfolgreich.
Pressen Sie zunächst auf der Mittellinie des Bauchs vier Punkte, die sich direkt unter dem Nabel, eine Handbreit tiefer, über der Scham und auf dem Schambeinhöcker befinden. Genügt dies nicht, drücken Sie zusätzlich in mittlerer Höhe am inneren Oberschenkel, hinter dem Fußknöchel auf der Achillessehne und wenige Zentimeter darüber. Wirksam unterstützt wird diese Behandlung durch Pressur der Punkte des »Göttlichen Gleichmuts«

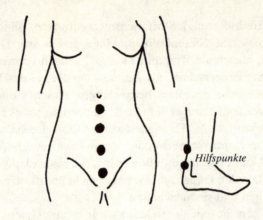

Abb. 35: Frigidität

seitlich unterhalb der Kniescheiben und der Punkte gegen Angst an der Kinnspitze und am unteren Ende des Brustbeins.

Gesichtsneuralgie
Die Neuralgie des fünften, dicksten Hirnnerven Trigeminus (Drillingsnerv), der die Augengegend, das Ober- und Unterkiefergebiet versorgt, tritt anfallsweise meist halbseitig auf und ruft quälende Gesichtsschmerzen hervor. Der Schmerz wird als schneidend oder elektrisierend empfunden und kann mit Hautrötung, Hitzegefühl, Tränenfluß oder Schweißausbruch einhergehen. Bevorzugt treten die Schmerzen am Oberkieferast des Trigeminus auf.
Das Leiden beginnt selten vor dem fünften Lebensjahrzehnt, die Ursachen sind oft unklar. Stoffwechselstörungen, Infektionsherde, Gefäß- und Durchblutungsstörungen können ebenso wie ein Tumor in der Nähe der Nervenwurzel eine Trigeminus-Neuralgie hervorrufen. Ausgelöst werden die Anfälle durch Sprechen, Kauen, Berührung und Kältereize. Der Arzt soll immer aufgesucht werden, damit kein schweres ursächliches Leiden übersehen wird.

Die konservative Therapie ist oft nicht erfolgreich. Ehe Sie sich zur Operation entschließen, sollten Sie Akupressur versuchen.
Zunächst pressen Sie stark auf den verhärteten Wulst des Ohrläppchens, den Sie fünfmal kräftig zwischen Daumen und Zeigefinger drücken sollen. Abschließend klopfen Sie gegen das innere Ende der Augenbrauen. Hilfspunkte liegen in den Stirnecken beim Haaransatz. Auch bei einseitigem Schmerz sollten Sie immer auf beiden Seiten behandeln, damit dem Anfall auf der anderen Gesichtshälfte vorgebeugt wird.

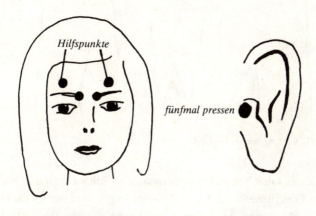

Abb. 36: Gesichtsneuralgie

Gleichgewichtsstörungen
Der statische Sinn ist eine Funktion mehrerer Organe und Organsysteme zur Raumorientierung, Bewegungskoordination und Erhaltung des Gleichgewichts. Das im Felsenbein gelegene statische Organ reguliert zusammen mit Gesichtssinn, Hautempfindungen, Tiefensensibilität der Muskeln und Gelenke die Stellung und Bewegung des Körpers im Raum und stellt das Gleichgewicht her.
Bewegungs- und Lagebeziehungen des Körpers werden vom statischen Organ zum Mittel- und Kleinhirn übertragen. Der gesunde Gleichgewichtssinn ist eine unbewußte Funktion.

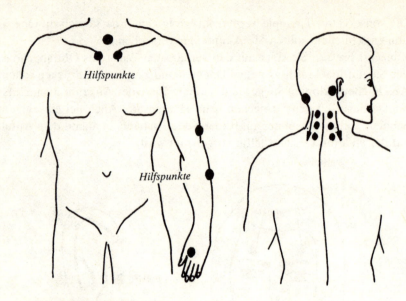

Abb. 37: Gleichgewichtsstörungen

Störungen des Gleichgewichts äußern sich im Schwanken und Fallen beim Stehen, in Gangunsicherheit und Abweichungen von der Geraden. Immer sind solche Störungen Anzeichen einer Krankheit, die der Arzt diagnostizieren und behandeln muß. Bekannt sind Gleichgewichtsstörungen nach Alkoholmißbrauch und bei anderen Vergiftungen. Andere auslösende Faktoren sind Mittel- und Innenohr-Erkrankungen, Ohr- und Schädelverletzungen, Hirnentzündungen und -tumore, Nervenkrankheiten oder Durchblutungsstörungen.

Das Symptom Gleichgewichtsstörungen kann durch Akupressur gelindert werden. Zunächst pressen Sie hinter dem Ohr gegen den Warzenfortsatz, danach in die Vertiefung am Ende der Schädelbasis auf der Nackenmittellinie. Klopfen Sie abschließend rechts und links von oben nach unten den Nacken ab.

Hilfspunkte liegen in der Vertiefung unter der Kehle, auf den Vorsprüngen der Schlüsselbeine, an der Außenkante des Ellbogens, am unteren Unterarmdrittel außen und am Gewebe zwischen Daumen und Zeigefinger.

Hämorrhoiden

Hämorrhoiden sind bis kirschgroße Erweiterungen der Venen am unteren Mastdarm. Unterschieden werden innere Hämorrhoiden und äußere, die aus dem After austreten. Krankhafte Venenschwäche, Stuhlverstopfung, Fettsucht, Schwangerschaft und vorwiegend sitzende Lebensweise sind einige der Hauptursachen dieser Erkrankung. Wenn dem Stuhl Blut beigemengt ist, muß durch ärztliche Untersuchung eine Darmgeschwulst ausgeschlossen werden.

Meist ist es notwendig, die Lebenweise des Patienten zu ändern. Dazu gehört das Meiden von Genußgiften. Schlackenreiche Kost und mehr Bewegung ist erforderlich. Dauernde Hämorrhoidalblutungen müssen energisch gestoppt werden, ehe daraus eine Blutarmut entsteht.

In hartnäckigen Fällen kann eine Operation notwendig werden, meist genügt Akupressur. Zunächst pressen Sie mit dem Daumen gegen die äußere Handwurzel. Dann drücken Sie in der Mitte des Schultergelenks und außen am fünften Mittelfußknochen. Zusätzlich können Sie hinter und über dem äußeren Fußknöchel und hinter dem Nagel der großen Zehe behandeln.

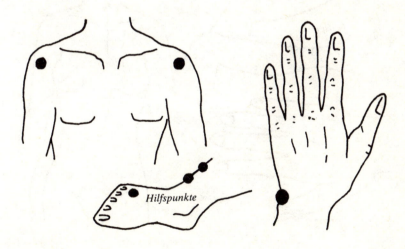

Abb. 38: Hämorrhoiden

Halsentzündung

Die Halsentzündung entsteht durch Infektionen oder im Gefolge von Entzündungen der Atemwege absteigend aus der Nase oder aufsteigend aus den Bronchien. Weitere Ursachen sind Allergien und lokale Reizungen durch Rauch, Staub oder Chemikalien.

Die Halsentzündung spricht auf Akupressur-Behandlung meist sehr gut an. Allerdings kann dauerhafte Heilung natürlich nur erreicht werden, wenn die äußeren Ursachen wie Staub oder Rauch ausgeschaltet werden.

Zur Behandlung pressen Sie zunächst den Punkt am Hals, danach die Punkte unter dem Ohrläppchen und am Kiefergelenk vor dem Ohr. Zusätzliche Punkte befinden sich in der Vertiefung unter der Kehle, am Ellbogen, hinter dem Daumennagel, außen an der Wade, an den äußeren Fußknöcheln und beim vierten Mittelfußknochen auf dem Fußrücken.

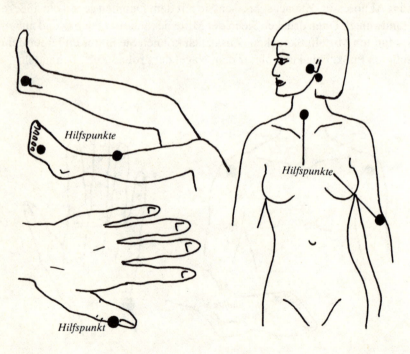

Abb. 39: Halsentzündung

Hautentzündung

Akute Entzündungen der Haut entstehen durch Bakterien und Viren, als allergische Reaktion oder auf Reize wie Kälte, Hitze, Strahlung, Reibung und Chemikalien. Sie beginnen stets mit Rötung und Brennen und können rasch in Hautblüten mit Quaddeln und Pusteln übergehen.

Wirkt die auslösende Ursache weiter auf die Haut ein, entstehen chronische Hautkrankheiten, die in Hautkrebs übergehen können. Deshalb ist die Neigung zu häufigen Hautausschlägen immer ein Fall für den Arzt. Gelegentliche Ausschläge ohne Fieber und ohne Beeinträchtigung des Allgemeinbefindens können manchmal erfolgreich durch Akupressur behandelt werden. Bleibt der Erfolg aus, sollten Sie immer den Arzt aufsuchen, der durch zweckmäßige Therapie auch zu verhindern weiß, daß entstellende Narben zurückbleiben.

Zunächst pressen Sie am Ohreingang und schräg unterhalb des Nabels die Akupressur-Punkte. Hilfspunkte finden Sie direkt auf der Kniescheibe und außen am Ellbogen.

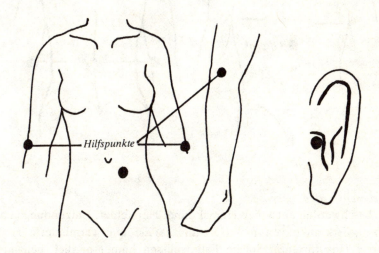

Abb. 40: Hautentzündung

Heiserkeit
Klanglose, belegte oder rauhe Stimme bis zur Stimmlosigkeit entsteht meist durch Entzündungen der Kehlkopf-Schleimhaut. Andere Ursachen sind Rachenerkrankungen, Stimmbandknoten, Geschwülste, Nervenleiden und lokale Lähmungen.
Akupressur ohne Arzt ist nur erlaubt, wenn die Heiserkeit eindeutig auf einen Kehlkopfkatarrh zurückzuführen ist, beispielsweise bei anderen Symptomen, die auf eine Erkältung hinweisen.
Zunächst pressen Sie beidseits des Adamsapfels auf die Schilddrüse und massieren von oben nach unten den Hals, danach drücken Sie auf den vorspringenden Schlüsselbeinknochen. Diese Behandlung wiederholen Sie in kurzen Abständen mehrmals. Hilfsweise können Sie innen am Ellbogen drücken und viermal je sieben Sekunden lang in die Magengrube pressen.

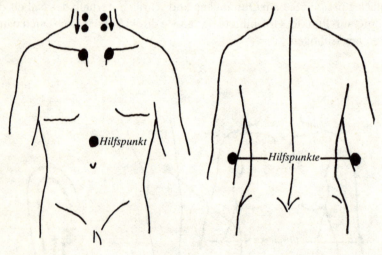

Abb. 41: Heiserkeit

Herzbeschwerden, nervöse
Herzbeschwerden entstehen einmal durch Herzfehler, Entzündungen am Herzen, Erkrankungen der Herzkranzgefäße und verminderte Herzleistung (Insuffizienz). Solche Fälle müssen immer ärztlich behandelt werden.

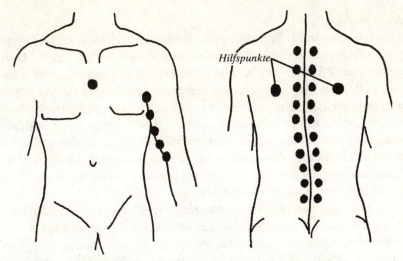

Abb. 42: nervöse Herzbeschwerden

Funktionelle Herzbeschwerden wie Herzstolpern, Herzjagen und Herzdruck, verbunden mit Atembeklemmung, Zittern der Hände, übermäßigem Schwitzen und Verdauungsstörungen können dagegen durch Akupressur ausgezeichnet beeinflußt werden. Nehmen Sie solche Beschwerden nicht auf die leichte Schulter, dauernde funktionelle Störungen der Herztätigkeit können organische Herzschäden hervorrufen. Verursacht werden Sie durch Streß, Nervosität, unbewältigte Konflikte, neurotische Fehlhaltungen, Nikotinmißbrauch, Eisen- und Vitaminmangel sowie durch hormonelle Störungen, wie sie in der Pubertät und im Klimakterium auftreten.

Behandeln Sie die Punkte in möglichst gleichmäßigem Zeitabstand sechsmal täglich, nachdem durch ärztliche Untersuchung organische Ursachen ausgeschlossen wurden.

Zunächst pressen Sie mit dem Daumen nicht zu stark unter dem Brustbein in die Magengrube. Danach drücken Sie an der Innenseite des linken Armes vom Ellbogen an aufwärts bis zur Achselhöhle Zentimeter um Zentimeter die hier befindliche Reflexzone. Zusätzlich können Sie kräftig unter dem Schulterblatt massieren oder ab Hüfthöhe rechts und links der Wirbelsäule bis zur Schulter hinauf die Punkte behandeln.

Heuschnupfen
Heuschnupfen ist das Symptom einer Überempfindlichkeit (Allergie) gegen die Pollen von Bäumen, Sträuchern und Gräsern, seltener gegen Duftstoffe dieser Pflanzen. Die Krankheit ist erblich und beginnt meist schon vor der Pubertät, steigert sich zwischen dem zweiten und fünften Lebensjahrzehnt, um nach dem fünfzigsten Lebensjahr abzuklingen. Die Allergie beginnt plötzlich mit heftigem Niesen, starker Sekretion und verlegter Nase, begleitet von Kopfschmerzen, manchmal Fieber, Bindehautentzündung mit Lichtscheu, brennenden Augen und Tränenfluß. Im Verlauf des Heuschnupfens kann sich Asthma bronchiale entwickeln, das gleichfalls zu den allergischen Krankheiten gehört.
Sicheren Schutz bietet nur völlige Meidung der Allergene, welche den Heuschnupfen auslösen, praktisch ist dies aber kaum durchzuführen. Rechtzeitige Desensibilisierung kann die Symptome wesentlich lindern. Vorteilhaft ist manchmal die operative Begradigung der Nasenscheidewand mit Vernarbung der Schleimhautblätter. Im akuten Fall werden Cortisonabkömmlinge und Antihistaminika verabreicht, die bei längerem Gebrauch immer mit beträchtlichen Gesundheitsrisiken verbunden sind. Deshalb sollten Sie schon im Februar regelmäßig durch Akupressur dem Heuschnupfen vorbeugen. Natürlich wirkt die Akupressur auch beim akuten Heuschnupfen.
Zunächst pressen Sie fünfmal täglich mit Daumen und Zeigefinger kräftig gegen beide Nasenflügel. Dann drücken Sie leicht das Gewebe zwischen Nase und Operlippe sowie den leicht vorspringenden Knochen vor dem Ohr, bis er schmerzt.

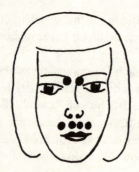

Abb. 43: Heuschnupfen

Klingt die Augenentzündung dadurch nicht ab, pressen Sie zusätzlich gleichzeitig am äußeren Ende beider Augenbrauen, dann leicht an den beiden inneren Augenwinkeln. Zusätzlich können Sie mit dem Daumen auf die Schläfengegend pressen und unterhalb des Kiefers den Hals massieren.

Hexenschuß
Der heftige, spontan im Kreuz auftretende Schmerz, der volkstümlich als Hexenschuß bezeichnet wird, führt zur vorübergehenden Versteifung mit Schonhaltung. Auch unbehandelt geht er meist in wenigen Tagen zurück. In unregelmäßigem Abstand können sich die Lumbago-Attacken wiederholen, die als erstes Zeichen einer Bandscheibenschädigung zu beurteilen sind. Wenn Sie häufiger unter Hexenschuß leiden, sollten Sie den Arzt aufsuchen.

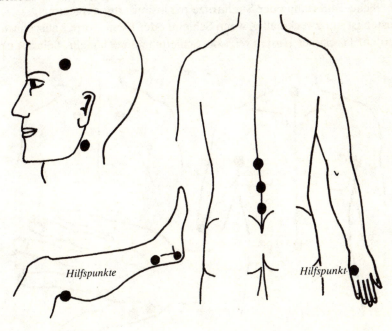

Abb. 44: Hexenschuß

Im akuten Fall können Sie die Schmerzen durch Akupressur rasch lindern. Pressen Sie über der Schläfe und in die Vertiefung hinter dem Kieferknochen, danach über dem zweiten Lendenwirbel und am Kreuzbein. Zusätzlich drücken Sie über dem kleinen Finger den Mittelhandknochen, unterhalb der Kniekehle über dem äußeren Fußknöchel und außen an der Ferse.

Husten
Sobald die Schleimhäute der Atemwege durch Verschleimung oder Fremdkörper vom Luftstrom abgeschnitten sind oder durch entzündliche Veränderungen gereizt werden, gelangen Impulse zum Hustenzentrum im Gehirn. Hier wird der Hustenreflex ausgelöst, also tief eingeatmet, die Stimmritze verschlossen, die Bauchmuskulatur angespannt und durch plötzliche Teilöffnung der Stimmritze explosionsartig ausgeatmet.
Husten ist nur zweckmäßig, wenn Schleim oder Fremdkörper ausgehustet werden. Trockener Husten reizt die Schleimhaut noch mehr, belastet den

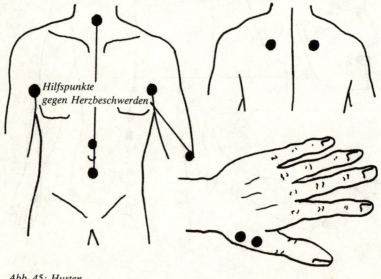

Abb. 45: Husten

Kreislauf unnötig und stört die Nachtruhe. Chronischer Husten kann ein Lungenemphysem hervorrufen.

Akupressur behandelt vor allem das Symptom Husten, auf die Ursachen kann sie kaum Einfluß nehmen. Rauch, Staub, ätzende Dämpfe, trockene und kalte Luft müssen ebenso wie Nikotin gemieden werden.

Zur Behandlung tasten Sie in Höhe des dritten Brustwirbels etwa vier bis fünf Zentimeter nach links und rechts außen, bis Sie auf zwei Vertiefungen am Rücken stoßen. Hier pressen Sie fünfmal kräftig und wiederholen es täglich bis zu sechsmal. Stattdessen können Sie auch fünfmal täglich mit dem Daumen von unten leicht gegen die Nasenflügel klopfen oder mit dem linken Daumen den rechten Daumenballen drücken.

Heftiger oder chronischer Husten belastet das Herz so stark, daß Herzbeschwerden auftreten können. Dagegen pressen Sie ober- und unterhalb des Nabels, unter der Schulter knapp vor der Achselhöhle, in die Vertiefung unter der Kehle und am unteren Oberarm außen über dem Ellbogen. Wenn Akupressur den Husten nicht binnen drei Tagen spürbar gelindert hat, müssen Sie unbedingt den Arzt aufsuchen.

Impotenz

In der Mehrzahl dieser Fälle sind die Ursachen in Komplexen, Erwartungsangst, Erziehungsfehlern, Entfremdung der Partner oder auch in Ermüdung, Erschöpfung und Streß zu suchen; psychische Faktoren also, die den reflektorischen Ablauf hemmen. Organische Ursachen, die Akupressur nicht behandeln kann, sind Diabetes, Hypophysenerkrankungen, Hormonstörungen, Korpulenz oder Verletzungen und Mißbildungen. Wenn organische Ursachen durch ärztliche Untersuchung ausgeschlossen wurden, versuchen Sie eine Behandlung mit Akupressur, wie sie in China mit gutem Erfolg angewendet wird.

Allgemeine Punkte sind die des »Göttlichen Gleichmuts« seitlich außen unterhalb der Kniescheiben und die Angstpunkte an der Kinnspitze unter dem Kieferknochen und am unteren Ende des Brustbeins. Pressur dieser Punkte lindert psychische Störungen wie Erwartungsangst und Neurosen.

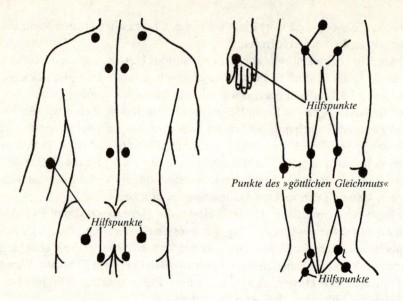

Abb. 46: Impotenz

Danach behandeln Sie die Spezialpunkte bis zu sechsmal hintereinander mit kurzen Pausen. Pressen Sie zunächst über den Schulterblättern, beiderseits des sechsten Brustwirbels und eine Handbreit rechts und links der Lendenwirbelsäule. Hilfsweise können Sie in der Mitte jeder Gesäßhälfte am Steißbein, unter dem Nabel und in der Leistengegend, in der Kniekehle, am inneren Fußknöchel und am Fußgewölbe innen pressen. Weitere Punkte liegen im Gewebe zwischen dem vierten und fünften Finger, außen am Ellbogen und innen an der Wadenmitte.

Ischias
Der Hüftschmerz entsteht, wenn eine oder mehrere Wurzeln des Ischiasnerven im Bereich der Lendenwirbelsäule durch einen Bandscheibenvor-

fall gereizt oder gepreßt werden. Die Schmerzen beginnen allmählich oder plötzlich, können andauern oder häufig wiederkehren. Beim Husten und Niesen oder Lagewechsel des Beins verstärken sich die Beschwerden. An der Ausstrahlung der Schmerzen kann man erkennen, welche Bandscheibe betroffen ist: Zieht der Schmerz mehr an der Rückseite des Oberschenkels in die Wade und über die Ferse weiter zur kleinen Zehe, dann ist die letzte Bandscheibe betroffen, strahlen die Schmerzen entlang der Außenseite des Beins bis zur großen Zehe aus, liegt ein Vorfall der vorletzten Zwischenwirbelscheibe vor.
Akupressur hilft zwar ziemlich rasch gegen die Symptome, zur ursächlichen Behandlung sollten Sie aber immer den Arzt aufsuchen. Dies ist dringend dann erforderlich, wenn durch den Bandscheibenvorfall der Nerv gedrückt wird und eine Lähmung des Beins entsteht, die meist operativ behandelt werden muß.
Die Hauptpunkte liegen in den Falten unter dem Gesäß und zwischen äußerem Knöchel und der Ferse. Zusätzlich können Sie den äußeren Rand der unteren Wirbelsäule behandeln.

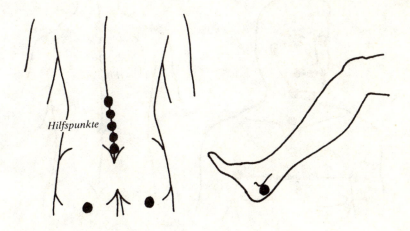

Abb. 47: Ischias

Kehlkopfentzündung
Der akute Katarrh entsteht meist im Gefolge von Entzündungen der oberen Atemwege, aber auch durch trockene Luft, Staub, Nikotinmißbrauch, Chemikalien oder Überanstrengung der Stimme. Typische Symptome sind Kitzeln und Brennen im Hals, Räusperzwang, belegte, heisere Stimme, bei Kindern oft Atemnot und bellender Husten mit Schwellung der Kehlkopfschleimhaut (Pseudokrupp).
Chronische Nasen- und Nebenhöhlenentzündungen, Bronchitis oder Rachen-Mandel-Entzündungen und dauernde Einwirkung schädlicher Reize auf den Kehlkopf führen zur chronischen Entzündung. Sie muß immer ärztlich untersucht werden, da sich hinter der Symptomatik besonders bei Rauchern auch bösartige Geschwülste verbergen können. Zusätzlich zur Akupressur muß bis zum Abklingen der Beschwerden immer strenges Sprechverbot beachtet werden.
Die Punkte liegen in den Mundwinkeln, über dem Adamsapfel und in der Vertiefung unterhalb der Kehle. Zusätzlich können Sie über dem ersten Brustwirbel und über dem zweiten Lendenwirbel, in den Achselhöhlen und an der dem Daumen zugewandten Seite der Zeigefingerkuppe pressen.

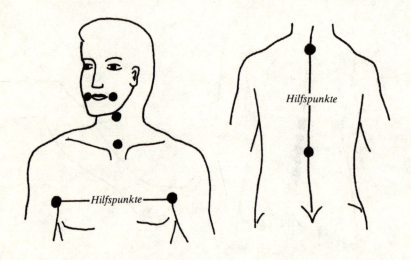

Abb. 48: Kehlkopfentzündung

Klimakterium

Sehr oft werden die Wechseljahre der Frau begleitet von nervösen Symptomen, fliegender Hitze, Schweißausbrüchen, Herzklopfen und Depressionen. Hormone, die der Arzt verordnen kann, dürfen nicht zu lange verabreicht werden. Deshalb ist Akupressur eine wesentliche Hilfe bei allen Beschwerden der Wechseljahre.

Zunächst pressen Sie die Punkte beidseits am Halsansatz. Danach drücken Sie an der Rückseite des Ellbogens, oberhalb und hinter dem inneren Fußknöchel und über der kleinen Zehe am fünften Mittelfußknochen. Hilfspunkte liegen in der Mitte der Gesäßhälften und über dem zweiten Kreuzbein.

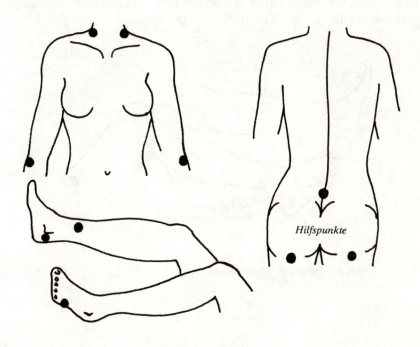

Abb. 49: Klimakterium

Kniegelenk-Rheumatismus
Kniegelenkentzündungen können durch Rheumatismus, aber auch durch Bakterien entstehen, wobei immer an eine Gelenk-Tuberkulose zu denken ist, die nur der Arzt ausschließen kann. Nicht selten ist bei bakteriellen Entzündungen die operative Sanierung des Krankheitsherdes notwendig. Beim Kniegelenk-Rheumatismus reicht Akupressur zur Behandlung meist aus, bei bakteriellen Gonarthritiden eignet sie sich therapiestützend gegen Schwellungen und Schmerzen.

Zunächst pressen Sie die Punkte seitlich unter dem Knie, in der Mitte hinter dem Kniegelenk, hinten am äußeren Fußknöchel und darunter am Fersenknochen. Hilfsweise können Sie seitlich am oberen Drittel des Oberschenkels und am oberen Unterarmdrittel außen pressen.

Starke Schwellungen behandeln Sie durch Daumendruck seitlich am Kniegelenk, darunter durch Druck vor dem Wadenbeinköpfchen, am unteren Wadenende und an der Wurzel der vierten Zehe.

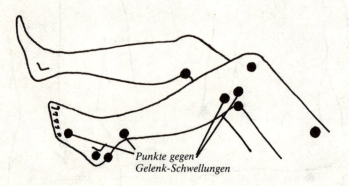

Abb. 50: Kniegelenk-Rheumatismus

Kopfschmerz
Die eigentlichen Ursachen der Kopfschmerzen sind noch nicht eindeutig geklärt, zumal bekannt ist, daß das Gehirn selbst nicht schmerzen kann, sondern nur die Hirnhäute und Blutgefäße. Man vermutet heute, daß sowohl Hirngefäßkrämpfe als auch zu schlaffe Hirnarterien die verschiedenen Formen der Kopfschmerzen auslösen können.
Kopfschmerzen können unterschiedlich lokalisiert sein und werden durch verschiedene Faktoren ausgelöst. Bekannt sind Kopfschmerzen bei Hirnhautentzündungen, Gehirnerschütterung, Infektionskrankheiten, Hirngefäßsklerose, Bluthochdruck, Blutarmut, Störungen des Blutzuckerspiegels, Bandscheibenschäden, Verdauungsstörungen und Stuhlverstopfung, Sonnenstich, körperlichen Fehlhaltungen und Plattfüßen. Hinzu kommen Kopfschmerzen durch Streß, Überanstrengung, Ärger, Aufregung, Wetterfühligkeit, Schlafmangel, Alkohol- und Nikotin-Mißbrauch. Auch seelische Krankheiten können mit Kopfschmerzen einhergehen.
Jeder Kopfschmerz, der länger als drei Tage andauert und auf Akupressur nicht anspricht, muß ärztlich untersucht werden. Es ist gefährlich, Kopfschmerzen regelmäßig durch Tabletten zu behandeln, deren Wirkung bald nachläßt und die Ursachen nicht beeinflußt. Die Dosis muß bald erhöht werden, bis es schließlich zur schweren Vergiftung und lebensgefährlichen Nierenschäden kommt. Diese Analgetika können allenfalls gelegentlich eingenommen werden, Akupressur hilft meist ebenso gut. Man sollte ohnehin nicht jede Unpäßlichkeit und Mißempfindung sofort mit Tabletten beseitigen.
Allgemeiner Kopfschmerz (»Schädelbrummen«) tritt auf bei Infektionskrankheiten wie Erkältung und Grippe, Schlafmangel, Alkoholkater, Stuhlverstopfung und Wetterfühligkeit. Der Kopfdruck kann sich bis zur Unerträglichkeit steigern. Kurze Anfälle ohne wesentliche Beeinträchtigung des Allgemeinbefindens entstehen auch nach Aufregung, Ärger oder ähnlichen psychischen Faktoren. Zur Behandlung suchen Sie zunächst über jeder Augenbraue den Schmerzpunkt, den Sie kräftig drücken. Dann pressen Sie mit Daumen und Zeigefinger die Mitte des Nasenrückens und abschließend hinter beiden Ohren die Punkte in den dort gelegenen Vertiefungen.

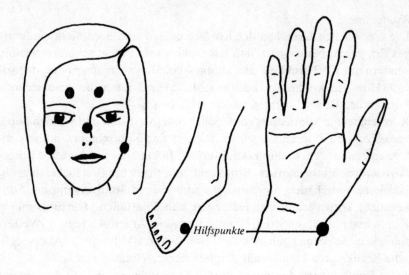

Abb. 51: Allgemeiner Kopfschmerz

Hilfsweise können Sie den Ohrknorpel leicht abklopfen, kräftig auf die Schädeldecke trommeln und entlang der Schädelmittellinie von der Stirn zum Hinterkopf massieren. Genügt dies noch nicht, pressen Sie mit dem Daumen der rechten Hand die Schlagader am linken Handgelenk und an beiden Füßen die Punkte seitlich der Großzehen.

Vornehmlich morgens beim Erwachen auftretender Schmerz im Hinterkopf mit oberflächlichem Stirn-, Augen- und Nackenschmerz, der nach etwa einer Stunde abklingt, manchmal aber auch anfallsweise auftritt, ist oft symptomatisch für Infektionskrankheiten, Nebenhöhlenentzündungen, Zahnerkrankungen, Rheumatismus und Veränderungen an der Halswirbelsäule. Stirn- und Hinterkopfschmerzen, die gelegentlich mit Fieber und Erbrechen einhergehen, deuten auf Arteriosklerose, Bluthochdruck, Hirnhautreizung, Hirngeschwülste oder Nierenentzündungen hin und müssen alsbald ärztlich untersucht werden.

Heftiger Halbseiten-Kopfschmerz, von den Augen ausstrahlend, kann Symptom des akuten Glaukomanfalls sein und erfordert sofortige ärztliche Hilfe. Dies gilt auch für den blitzartig auftretenden, heftig-klopfenden, quälenden Schläfenschmerz bei Rauchern, der auf eine lebensbedrohliche Schläfenarterien-Entzündung hindeutet.

Pressur der Spezialpunkte lindert auch solche Kopfschmerzen, nicht aber die Ursachen. Gehen Sie deshalb zum Arzt, auch wenn der Kopfschmerz nach der Akupressur verschwunden ist.

Beim Schläfen-Kopfschmerz pressen Sie den Zeigefinger zwischen Augenbrauen und Ohrmuschel gegen den Knochen. Hinterkopfschmerzen behandeln Sie durch Druck des Zeige- und Mittelfingers in den Nacken, drei Zentimeter vom Ohr entfernt. Gegen Stirnkopfschmerzen hilft der Fingerdruck in die Mulde hinter dem Ohrläppchen bei gleichzeitigem Daumendruck auf die Halsschlagader.

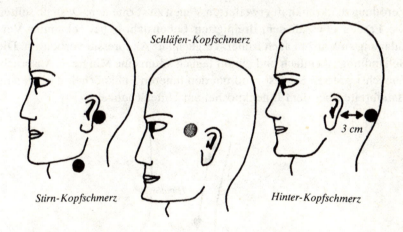

Abb. 52: Kopfschmerz-Sonderpunkte

Krampfadern
Diese Veränderungen der Venen sind eine Folge der angeborenen Bindegewebsschwäche. Im Verlauf der Krankheit schließen die Venenklappen nicht mehr vollständig, venöses Blut sackt nach unten in die Beine ab. Infolge ihrer ungünstigen Durchblutungsverhältnisse im Becken sind Frauen mehr gefährdet als Männer.
Rechtzeitige Behandlung der Varizen ist notwendig, weil sie unbehandelt gefährliche Veränderungen hervorrufen können. Häufige Folge der Krampfadern ist die Venen-Entzündung, die schon im ersten Stadium der Varizen auftreten kann. Durch Bildung von Thromben können tödliche Embolien verursacht werden. Wenn es zum Unterschenkel-Geschwür (Offenes Bein) kommt, kann das Leben des Patienten auch heute noch oft nur durch Amputation gerettet werden.
In China sind Krampfadern relativ selten, die Bevölkerung beugt durch Akupressur vor. Pressur der Spezialpunkte gegen Krampfadern aktiviert die Durchblutung auch in fortgeschrittenem Stadium und hilft oft, die Verödung der krankhaft erweiterten Venen zu vermeiden. Deshalb sollten alle Frauen etwa ab dem dreißigsten Lebensjahr – bei bekannter Veranlagung zu Varizen auch früher – täglich mit Akupressur vorbeugen. Die Behandlung ist einfach und nimmt täglich kaum eine Minute in Anspruch. Zunächst pressen Sie fest rund um den inneren Fußknöchel, danach eine Handbreite über dem Innenknöchel am Unterschenkel.

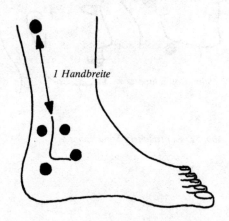

Abb. 53: Krampfadern

Kreuzschmerzen

Die akut oder allmählich auftretenden Beschwerden am unteren Rücken werden durch Bandscheibenschäden, Erkrankungen der Lendenwirbelsäule, Fettleibigkeit mit Hängebauch oder zu schwache Bauchmuskulatur verursacht. Auch Erkrankungen im Becken- und Bauchraum können Kreuzschmerzen hervorrufen. Bei Frauen ist immer auch an gynäkologische Erkrankungen zu denken, die fachärztlich behandelt werden müssen. Alle häufig wiederkehrenden oder anhaltenden Kreuzschmerzen müssen Anlaß zur baldigen ärztlichen Untersuchung sein.

Die Akupressurpunkte liegen auf den Schultern, zwischen den Schulterblättern, im Kreuz beiderseits der Wirbelsäule sowie links und rechts beim Oberschenkelansatz. Hilfsweise können Sie den inneren Ohrwulst von oben nach unten pressen.

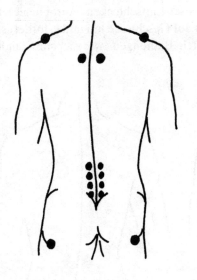
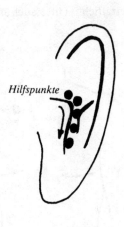

Abb. 54: Kreuzschmerzen

Magenbeschwerden, nervöse
Unser gesamtes Verdauungssystem wird sehr stark von psychischen Faktoren beeinflußt. Sorgen, Ärger, Streß, Nervosität und ungelöste Konflikte »schlagen auf den Magen« und können uns den »Appetit verschlagen«. Magen- und Zwölffingerdarm-Geschwüre sind stets seelisch mitbedingt, nervöse Magenbeschwerden können im Lauf der Zeit in echte organische Störungen übergehen. Deshalb sollen auch nervöse Magenstörungen rechtzeitig und energisch durch Akupressur behandelt werden, bei organischen Störungen ist Akupressur zur Unterstützung der Therapie anzuraten. Nur der Arzt kann – oft erst nach Röntgenaufnahmen – einwandfrei unterscheiden, ob schon organische Schäden vorliegen. Suchen Sie deshalb immer den Arzt auf, wenn sie längere Zeit an Magenbeschwerden leiden.
Symptome nervöser wie organischer Magenerkrankungen sind Magendrücken, Schmerzen in der Magengrube, zeitweilige Magenkrämpfe, Appetitstörungen, Brechreiz, oft nervöses Luftschlucken (Aerophagie). Morgen- und Nüchternschmerz deutet auf Geschwüre hin und erfordert sofortige ärztliche Untersuchung. Durch Blähungen, wie sie unter anderem

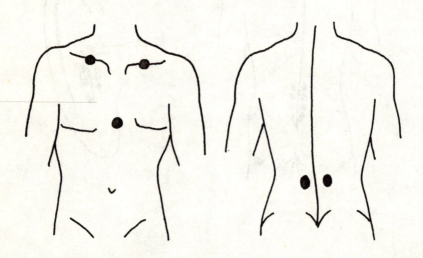

Abb. 55: nervöse Magenbeschwerden

durch Luftschlucken entstehen, können bestehende Herzleiden verschlimmert oder Herzanfälle mit plötzlich einsetzendem Herzstechen, Herzklopfen und Anfällen von Herzangst (Roemheld'scher Symptomenkomplex) ausgelöst werden.
Pressen Sie zunächst unter dem Brustbein fest in die Magengrube. Dann drücken Sie seitlich an den Schlüsselbeinknochen, abschließend links und rechts der Wirbelsäule auf die Punkte in Höhe der letzten Rippe. Behandeln Sie zusätzlich die Punkte gegen Nervosität, die Angst-Punkte unter dem Kinn und am unteren Ende des Brustbeins und die Punkte des »Göttlichen Gleichmuts« seitlich außen unterhalb der Kniescheiben.
Bei Sodbrennen pressen Sie zunächst am oberen Ende des Brustbeins. Dann suchen Sie auf dem Schlüsselbein rechts und links die leicht schmerzhaften Punkte, die durch kräftigen, kreisenden Fingerdruck behandelt werden. Zusätzlich können Sie beim Ausatmen mit Mittel- und Zeigefinger die Mittellinie von der Magengrube bis zum Nabel abklopfen. Diese Therapie eignet sich auch zur Vorbeugung. Wenn Sie häufig unter Sodbrennen leiden, sollten Sie den Arzt aufsuchen.

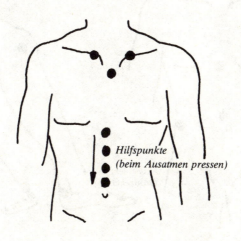

Abb. 56: Sodbrennen

Magenschleimhautentzündung
Exzesse beim Essen und Trinken, Giftstoffe, scharfe Gewürze, zu heiße oder zu kalte Speisen und Getränke, Infektionen, Aufregung, Ärger, Nervosität, Nikotin- oder Alkohol-Mißbrauch führen zur akuten Gastritis. Symptomatisch sind Magendrücken, Magenkrämpfe, Blähungen, Völlegefühl, Aufstoßen, belegte Zunge, manchmal auch Erbrechen. Wird eine Gastritis nicht energisch behandelt und ausgeheilt, kann sie chronisch werden und die Voraussetzungen für Geschwüre oder Geschwülste schaffen.
Akute Entzündungen klingen bei Teefasten nach ein bis zwei Tagen ab. Die Heilung können Sie durch Akupressur unterstützen. Zunächst pressen Sie unter dem Brustbein fest in die Magengrube, danach etwas tiefer eine Handbreite über dem Nabel. Nun drücken Sie links und rechts in der Leistengegend, seitlich unter der Kniescheibe, in die Hüften, innen am Fersenbein und abschließend hinter dem Nagel der großen Zehe.
Tritt am zweiten Tag keine Besserung ein, suchen Sie den Arzt auf!

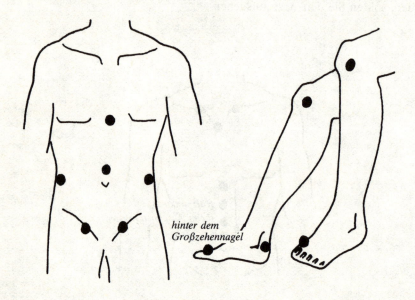

Abb. 57: Magenschleimhautentzündung

Mandelentzündung
Die akute Entzündung der Gaumenmandeln darf nur im Anfangsstadium ohne Arzt behandelt werden, später ist ärztliche Aufsicht immer erforderlich, um Spätfolgen wie Herz- und Nierenschäden zu verhindern.
Die Erkrankung beginnt mit Mattigkeit, Glieder- und Kopfschmerz, Fieber bis 40 Grad, Schluckbeschwerden und Appetitmangel. Mandeln und Rachenraum röten sich, die angeschwollenen Mandeln überziehen sich mit Belägen, die Halslymphknoten schwellen an. Durchnässung und Erkältung begünstigen die Entzündung.
Chronische Entzündungen entstehen aus immer wiederkehrenden akuten Tonsillitiden. Die Mandeln vereitern, es kann ein meist einseitiger, sehr schmerzhafter Mandelabszeß entstehen. In solchen Fällen wird operative Entfernung der Mandeln meist unumgänglich notwendig werden. In der Regel kommt es aber nicht soweit, wenn Sie rechtzeitig und konsequent Akupressur anwenden.
Mandelentzündung kann auch Symptom der Zerstörung weißer Blutkörperchen im Knochenmark mit völlig versagender Körperabwehr (Agranulozytose) sein. Diese oft tödliche Krankheit, die beispielsweise auf allergischer Grundlage entstehen kann, tritt bevorzugt bei jungen Frauen und

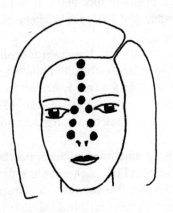
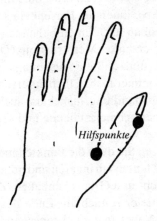

Abb. 58: Mandelentzündung

Mädchen auf. Wegen des schweren Krankheitsbildes wird wohl immer der Arzt zugezogen werden.
Schließlich ist darauf zu achten, daß keine Diphtherie übersehen wird, die heute wieder häufiger auftritt. Typisch für diese lebensgefährliche Krankheit ist der eigenartig süßliche Mundgeruch.
Behandeln Sie die beginnende einfache Mandelentzündung, indem Sie zunächst die beiden Nasenflügel von oben nach unten pressen. Danach klopfen Sie von der Mitte der Nasenwurzel ab entlang der Stirnmitte aufwärts bis zum Haaransatz. Hilfsweise können Sie das Nagelbett des Daumens und die Hautfalte zwischen Daumen und Zeigefinger pressen.

Menstruationsstörungen
Die monatliche Regelblutung ist häufig von Unwohlsein, Kopf- und Kreuzschmerzen, Übelkeit und Nervosität begleitet. Diese nicht krankhaften Störungen, die oft mit Tabletten bekämpft werden, sprechen auf Akupressur gut an. Zunächst pressen Sie eine Handbreit unter dem Nabel, dann nochmals zwei Zentimeter tiefer. Abschließend können Sie rechts und links in der Leistengegend drücken. Hilfspunkte liegen seitlich innen an der Kniescheibe, innen am Fersenbein sowie rechts und links der Wirbelsäule, wo von oben nach unten behandelt wird.
Schmerzhafte Menstruation (Dysmenorrhoe) mit Beschwerden, die so stark sind, daß die Ausübung der gewöhnlichen Tätigkeit behindert wird, muß immer fachärztlich untersucht werden. In schweren Fällen ist oft Hormonbehandlung, manchmal auch Operation angezeigt, in leichteren Fällen können schmerzstillende und krampflösende Tabletten durch Akupressur ersetzt werden.
Pressen Sie dazu die Punkte innen am Knie und innen an der Kniescheibe, dann hinten am inneren und unten am äußeren Fußknöchel sowie außen am Fersen- und Großzehenballen. Zusätzlich hilft Pressur unter der Brust, etwas tiefer seitlich am Ende des Rippenbogens, drei Fingerbreiten unter dem Nabel, in der Leistengegend und rechts und links der Wirbelsäule vom Nackenansatz bis unterhalb der Hüfte.

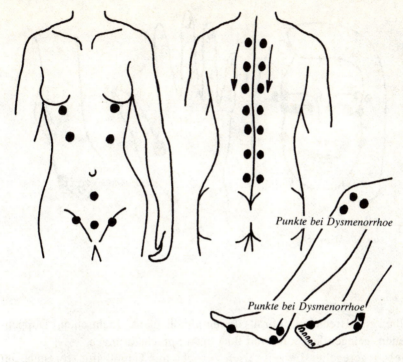

Abb. 59: Menstruationsstörungen

Migräne
Die anfallsweise, häufig halbseitig auftretenden, sehr heftigen Migräne-Kopfschmerzen können Stunden bis Tage andauern. Verursacht werden Sie durch Gefäßkrämpfe und -erweiterungen im Gehirn, wie sie durch Aufregung, Anstrengung, Verdauungsstörungen, oft auch ohne ersichtlichen Grund, ausgelöst werden. Die Anfälle kündigen sich durch Müdigkeit, erhöhte Reizbarkeit und Flimmern vor den Augen an und gehen einher mit

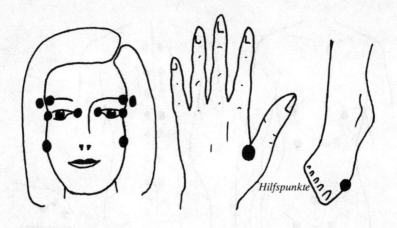

Abb. 60: Migräne

Übelkeit, Brechreiz, Lärm-Überempfindlichkeit, Lichtscheu, Doppeltsehen, gelegentlich sogar mit flüchtigen Sprachstörungen.

Neben geregelter Lebensweise, Verzicht auf Genußgifte, regelmäßiger Verdauung und Bewältigung von inneren Konflikten hilft Akupressur vorbeugend und im akuten Anfall. Zunächst pressen Sie den Daumen leicht in die Vertiefung an der Schläfe. Danach drücken Sie mit dem Zeigefinger an beiden äußeren Augenwinkeln und darüber in die Vertiefung an den äußeren Enden der Augenbrauen. Abschließend behandeln Sie die inneren Augenwinkel und die Punkte oberhalb der Kiefergelenke. Genügt dies nicht, pressen Sie seitlich an der großen Zehe oder am Gewebe zwischen Daumen und Zeigefinger der linken Hand.

Tritt trotz korrekter Pressur dieser Punkte keine Besserung ein, kann eine Migraine cervicale vorliegen, das sind migräneähnliche Kopfschmerzen infolge von degenerativen Veränderungen an der Halswirbelsäule. Typisch für diese Beschwerden ist ihre Abhängigkeit von den Bewegungen der Halswirbelsäule. Behandeln Sie diese Form der Migräne zusätzlich durch die Punkte, die bei Nackenschmerzen genannt werden.

Minderwertigkeitskomplexe
Jeder von uns kennt wohl das Gefühl, den Ansprüchen der Umwelt nicht immer voll gerecht zu werden, das bezeichnenderweise bei sehr intelligenten Menschen öfter als bei durchschnittlich Begabten auftritt. Durch ungünstige Lebensumstände, autoritäre und entmutigende Erziehung sowie labile Veranlagung kann sich daraus ein hemmendes, peinigendes Gefühl eigener Unzulänglichkeit entwickeln. Wird der Mensch von diesem Komplex immer mehr beherrscht, sind neurotische Fehlhaltungen die Folge.
Die Lehre von der Minderwertigkeit und ihrer Kompensation (Ausgleich) ist die Grundlage der Neurosentheorie des Wiener Arztes Alfred Adler, ein Schüler Sigmund Freuds, der sich aber bald von diesem trennte. Nach Adler kann stärkere Beachtung der Minderfunktionen eines Menschen zur erheblichen Leistungssteigerung führen, andererseits aber auch zu einem Bollwerk neurotischer Symptome, hinter dem der Patient sich im Lebenskampf verschanzt.
Insuffizienzgefühle können durch Akupressur oft wirksamer, vor allem aber wesentlich schneller als durch Psychotherapie behandelt werden. Zunächst pressen Sie die Knochenvertiefung hinter dem Ohrläppchen nicht zu stark, danach die Vertiefung in Nackenmitte am unteren Ende der Schädelbasis. Schließlich reiben Sie den inneren Fußknöchel und pressen mit dem Daumen in die Mitte der Fußsohle.

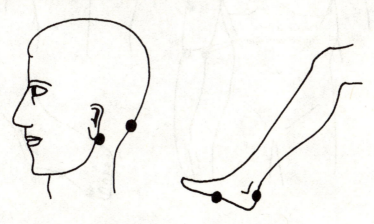

Abb. 61: Minderwertigkeitskomplexe

Nackenschmerz – Nackensteifigkeit

Nackenschmerzen mit krampfhaften, auf Druck meist schmerzhaften Verspannungen der Nackenmuskulatur entstehen bei rheumatischen Erkrankungen der Halswirbelsäule und im Gefolge von Hirnhautentzündung, Hirngeschwülsten und Wundstarrkrampf. Beim geringsten Verdacht auf eine der letztgenannten Krankheiten ist sofort der Arzt aufzusuchen; das gilt auch bei Nackenschmerzen, die längere Zeit anhalten.

Akupressur ist vor allem beim Halswirbel- (Zervikal-) Syndrom mit rheumatischen oder rheumaähnlichen Schmerzen in Nacken und Schultern angezeigt. Die Schmerzen können in Arm und Hand ausstrahlen, weitere Symptome sind Verkrampfungen und Versteifungen im Nacken und Durchblutungsstörungen in den oberen Extremitäten, durch Druck und

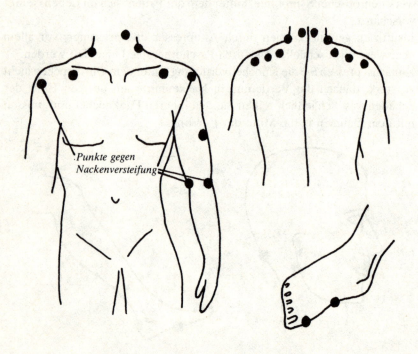

Abb. 62: Nackenschmerz und Nackensteifigkeit

Reizung der Nervenwurzeln auch Lähmungen der Arme, Hände und Finger. Außer Halswirbelsäulen-Rheumatismus kommen als Ursachen auch Zugluft und ungünstige Haltung (Sekretärinnen-Krankheit) in Betracht.
Gegen Versteifungen legen Sie zunächst den Finger auf die Stelle des Halses, die am stärksten schmerzt. Dort drücken Sie mehrmals leicht, bis der Schmerz nachläßt. Zusätzliche Punkte liegen vorne an der Schulter über dem Knochen, in der Ellbogenfalte und fünf Zentimeter tiefer seitlich außen beim Ellbogen, wo die Pressur schmerzt. Jäher Schmerz nach Druck an dieser Stelle beweist, daß die Wirkung einsetzt.
Bei Verkrampfungen pressen Sie oben am Rücken den Schultermuskel mit dem Mittel- und Zeigefinger der jeweils entgegengesetzten Hand. Danach drücken Sie links und rechts der Nackenmitte in den Muskel, pressen gegen die Wurzel der Großzehe und schlagen mit der Faust in die Mitte der Fußsohle.
Genügt dies noch nicht, behandeln Sie mit dem Daumen die schmerzempfindliche Stelle am kleinen Finger der anderen Hand etwa zwei Millimeter vom Nagelrand entfernt, drücken knapp über dem Ellbogen mit dem Zeigefinger gegen den Oberarm und massieren beiderseits zwischen Halsansatz und Schulter. Zusätzlich können Sie noch den Übergang vom Schlüsselbein zum Oberarm und die Punkte außen in der Unterarmmitte beeinflussen.

Nasenbluten
Blutungen aus der Nase entstehen oft ganz einfach durch zu heftiges Schneuzen, Nasenbohren oder durch zu trockene Nasenschleimhaut. Häufiges Nasenbluten kann aber auch Symptom von Blutgerinnungsstörungen, Gefäßerkrankungen, Leber- und Nierenleiden oder Bluthochdruck sein und macht deshalb ärztliche Untersuchung notwendig.
Im akuten Fall hilft Akupressur oft zuverlässiger und schneller als viele andere Maßnahmen der Ersten Hilfe. Beugen Sie den Kopf leicht zurück und kreisen Sie mit der Fingerkuppe am Anfang der Wirbelsäule über dem ersten Wirbelknorpel. Ersatzweise können Sie mit dem Zeigefinger die Wirbelsäule nach unten abklopfen.

Nasennebenhöhlenentzündung

Diese oft sehr hartnäckige Entzündung geht meist von der Nase aus, seltenere Ursachen sind Erkrankungen der Zähne, deren Wurzeln an den Boden der Kieferhöhle grenzen. Typisch sind Schmerzen in der Gegend der erkrankten Nebenhöhlen, die beim Bücken zunehmen. Chronische Entzündungen gehen mit dumpfem Kopfschmerz, chronischer Heiserkeit, unangenehmem Geruch, leichtem Fieber und Atembehinderungen durch Polypen einher, die sich im Gefolge der Entzündung bilden.

Operative Sanierung der Nebenhöhlen ist immer und umgehend erforderlich, wenn der Eiter ins Gehirn oder in die Augenhöhle durchzubrechen droht. Soweit wird es kaum kommen, wenn Sie einen Schnupfen durch Akupressur im Keim ersticken oder rechtzeitig der Nebenhöhlenentzündung vorbeugen. Klingen die Beschwerden nicht rasch ab, suchen Sie sobald wie möglich den Arzt auf.

Zur Behandlung pressen Sie zunächst zwei bis drei Zentimeter oberhalb der Augenbrauenmitte die Daumenkuppen auf die Stirn. Dann suchen Sie unter den Augen auf dem Knochen in der Mitte die druckempfindliche Stelle, die ebenfalls behandelt wird. Abschließend pressen Sie beim Kiefergelenk und direkt am Kiefergelenk die beiden Behandlungspunkte. Zusätzlich können Sie hinter dem Ohr den Warzenfortsatz drücken, zwischen Daumen und Zeigefinger das Gewebe massieren oder zwischen dem zweiten und dritten Brustwirbel auf die Wirbelsäule klopfen.

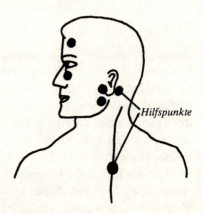

Abb. 63: Nasennebenhöhlenentzündung

Nervosität – Erregungszustände
Nervöse Fehlsteuerungen sind oft konstitutionell bedingt und finden sich besonders häufig bei sehr sensiblen oder schöpferisch hochbegabten Menschen. Vegetative Dystonie kann aber auch die Folge neurotischer Störungen, geistiger Krankheiten oder dauernder Überanstrengung sein. Regelmäßige Akupressur hilft zwar ausgezeichnet, kann aber bei seelischen Konflikten oder geistig-seelischen Krankheiten (Psychosen, schwere Neurosen) den Fachmann nicht ersetzen.
Pressen Sie zunächst die Punkte des »Göttlichen Gleichmuts« seitlich außen unter den Kniescheiben. Danach drücken Sie fünf Sekunden lang auf die Mitte der Schädeldecke und sieben Sekunden lang am Ende der Schädelbasis in der Mitte des Nackens die dort befindliche Vertiefung. Zusätzliche Punkte liegen hinter der Kinnlade und auf der Brust vor der Achselhöhle.

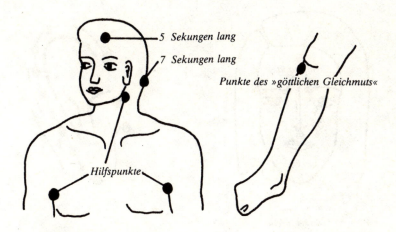

Abb. 64: Nervosität

Ohrgeräusche

Als Ohrgeräusche bezeichnet man Ohrensausen, -brummen, -klingen, -rauschen oder -zischen, also im Ohr selbst entstehende Geräusche ohne entsprechende Schallwellen. Als Ursachen kommen Erkrankungen des Ohrs, Kreislaufstörungen oder Vergiftungen in Frage. Öfter auftretende Ohrgeräusche sollten Anlaß zur baldigen ärztlichen Untersuchung sein. Akupressur behandelt das Symptom Ohrensausen, ohne das ursächliche Grundleiden beeinflussen zu können.

Pressen Sie zuerst zwischen Daumen und Zeigefinger von oben nach unten und zurück den Ohrknorpelrand. Dann drücken Sie am Beginn des vorderen Randknorpels, vor dem Ohrzäpfchen und dort, wo das Ohrläppchen angewachsen ist. Reicht dies noch nicht aus, pressen Sie die Hilfspunkte am inneren Ende der Augenbrauen und unter der Nase genau auf der Mittellinie zwischen Nasenbein und Oberlippe.

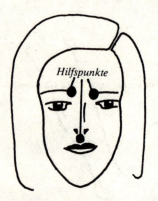 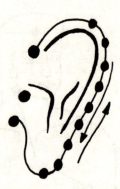

Abb. 65: Ohrgeräusche

Orangenhaut

Die Orangenhaut wird oft als Zellulitis bezeichnet, ein falscher Begriff, da die Endung -itis in der medizinischen Fachsprache immer auf eine Entzündung hinweist, die bei der Orangenhaut regelmäßig nicht vorliegt.

Obwohl die kosmetisch sehr störende Hauterscheinung schon Mitte des 19. Jahrhunderts in der Fachliteratur beschrieben wurde, ist bis heute noch nicht bekannt, ob es sich dabei um eine Gewebe-Degeneration, eine Fettstoffwechsel- oder eine Hormonstörung handelt. Nach heutigem Wissen vermutet man als Ursachen Fettkammern in der Haut und eine geringfügig vermehrte Wasserbindung, die im Verein mit hormonellen Eigenarten die Orangenhaut ausmachen könnten. Für die Hormonstörung spricht beispielsweise die Tatsache, daß Männer nur selten unter Zellulite leiden, was aber auch die Folge des festeren, anders strukturierten männlichen Bindegewebes sein könnte.

Zellulite kann in drei Stadien auftreten. Im ersten Stadium wird die Orangenhaut erst im Kneiftest sichtbar, im Liegen und Stehen fehlen die typischen Hauterscheinungen. Auffällig ist die Neigung zu blauen Flecken schon nach leichtem Druck. Das mittlere Stadium wird gekennzeichnet durch Druckschmerz und Dellen in der Haut beim Stehen, die im Liegen noch nicht sichtbar sind. Beim schweren Stadium fällt im Stehen wie im Liegen die schlaffe Haut mit tiefen Dellen und derben Gewebsverdickungen auf, begleitet von Schwere- und Spannungsgefühl mit Druckschmerzen. Beim Abtasten sind körnige Strukturen festzustellen.

Einzig wirksame und bleibende Hilfe ist eine Veränderung der Eßgewohnheiten mit dem Ziel, das Idealgewicht zu erreichen und zu erhalten. Außerdem helfen zusätzliche Gymnastik, Massagen, Sauna, Schwimmen und Radfahren.

Akupressur kann diese Maßnahmen wirksam unterstützen, aber in leichteren Fällen zuerst auch ohne diese versucht werden. In China ist die Orangenhaut weitgehend unbekannt, das spricht für die vorbeugende und heilende Wirkung der Akupressur.

Zuerst pressen Sie den Daumen dicht unter dem Hüftgelenk an die Hüftgegend, dann vorne ans mittlere Oberschenkeldrittel. Abschließend massieren Sie hinten das Knie und drücken das Gewebe unter dem inneren Fußknöchel.

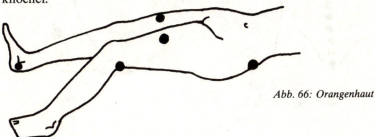

Abb. 66: Orangenhaut

Prostata-Vergrößerung
Jenseits des fünfzigsten Lebensjahres erkranken etwa zwei Drittel aller Männer an einem Prostata-Adenom. Da die Vorsteherdrüse unter der Basis der Harnblase liegt, sind Harnlaßstörungen wie häufiger Harndrang, ungenügende Blasenentleerung, manchmal schmerzhafte Anfälle mit absoluter Harnverhaltung die Folge. Im Lauf der Zeit kommt es zur Erschlaffung der Blase, derbe Muskelstränge mit verdünntem Gewebe dazwischen entstehen (Balkenblase), Komplikationen sind Blasenentzündungen und Nierenleistungsschwäche.
Ähnliche Symptome verursacht auch das nicht seltene Prostata-Karzinom, das sich durch rasches Wachstum und härtere Beschaffenheit vom Adenom unterscheidet und frühzeitig zur Metastasierung (Bildung von Tochtergeschwülsten) neigt. Deshalb muß jede Harnentleerungsstörung vorsorglich vom Arzt untersucht und regelmäßig die Krebsvorsorgeuntersuchung durchgeführt werden. Das Prostata-Karzinom kann mit gutem Erfolg behandelt werden, wenn man es frühzeitig erkennt.

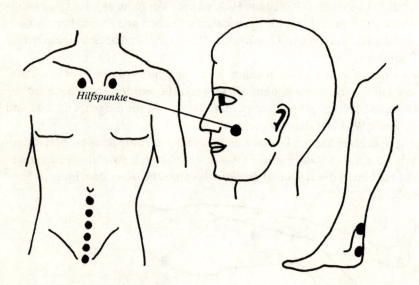

Abb. 67: Prostata-Vergrößerung

Akupressur lindert die Beschwerden, die im Gefolge der Prostata-Vergrößerung auftreten. Schon bei den ersten Beschwerden sollten Sie mit der Behandlung beginnen, nachdem der Arzt eine bösartige Geschwulst ausgeschlossen hat.
Zunächst pressen Sie mit dem Daumen die Mittellinie vom Nabel nach unten bis zur Schamgegend. Danach massieren Sie das Gewebe hinter dem inneren Knöchel und etwas darüber. Zusätzlich können Sie fünfmal täglich die Kieferknochenkante pressen und unter dem Schlüsselbeinvorsprung drücken.

Rachenentzündung
Akute Entzündungen des Rachenraums treten oft im Gefolge von Infektionskrankheiten der Nase und des Halses auf. Symptomatisch sind Kratzen, Brennen und Trockenheit im Hals, Schluckschmerzen und Verschleimung. Die Schleimhaut des Rachens ist gerötet und kann mit Eiter belegt sein. Chronische Entzündungen entstehen meist als Folge chronischer Nasen- und Nebenhöhlen-Entzündungen oder auch durch dauernde Einwirkung von Staub, Rauch und Chemikalien.

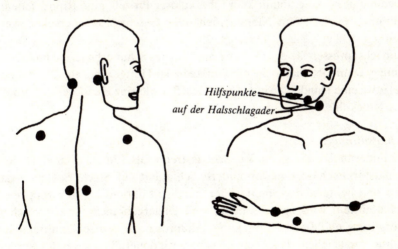

Abb. 68: Rachenentzündung

Meist genügt es nicht, nur die Punkte gegen die Rachenentzündung zu behandeln, je nach Ursache müssen Nasen- und Nebenhöhlen-Katarrhe beseitigt werden, zu trockene Heizungsluft sollte man anfeuchten, auf Nikotingenuß verzichten.

Pressen Sie mit dem Zeigefinger zunächst den Warzenfortsatz hinter dem Ohr und die Vertiefung in der Nackenmitte am Ende der Schädelbasis. Danach drücken Sie an beiden Schultern, rechts und links vom achten Brustwirbel, außen am Unterarm im oberen und mittleren Drittel und schließlich am Handgelenk. Zusätzlich können Sie mit einem Finger die Halsschlagader, mit dem zweiten darüber am Unterkiefer behandeln.

Rückenschmerzen
Schmerzen im Rücken sind meist die Folge von rheumatischen und degenerativen Veränderungen der Wirbel oder Bandscheiben. Ferner werden sie durch Stauchungen, Prellungen, Überanstrengung und falsche Haltung verursacht.
Wenn Akupressur nicht innerhalb von zwei Tagen hilft, ist ärztliche Untersuchung notwendig, damit kein tuberkulöser Prozeß, eine Rippenfellentzündung, Gallen- und Nierenleiden oder Geschwülste übersehen werden.
Zunächst pressen Sie das Gewebe rund um das Schulterblatt und hinter der Lunge. Dann behandeln Sie die Punkte in der Hüftgegend, am Oberschenkel etwa eine Handlänge unter dem Gesäß sowie eine Handbreite oberhalb der Kniekehle.

Schlafstörungen
Behinderungen des gesunden Schlafs treten als Einschlaf- und Dauerschlafstörungen oder als verminderte Schlaftiefe auf. Solche Schlafstörungen sind heute weit verbreitet, der ständige Mißbrauch von rezeptfreien Schlafmitteln wird zum Problem, weil Dauergebrauch zur chronischen Vergiftung und Sucht führen kann. Akupressur ist den Schlafmitteln eindeutig vorzuziehen, da sie ohne Risiko auch dauernd angewendet werden kann.

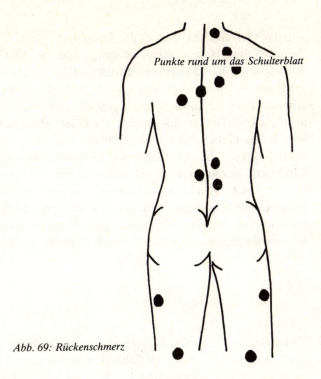

Abb. 69: Rückenschmerz

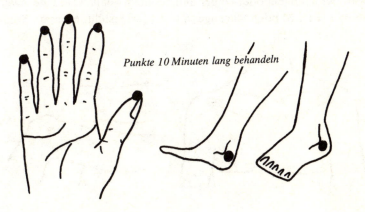

Abb. 70: Schlafstörungen

Aus der Vielzahl der Ursachen der Schlafstörungen sind ständige Reizüberflutung, Lärm, Hektik, Streß, einseitige und unbefriedigende Arbeit, Bewegungsmangel und allgemein unvernünftige Lebensweise ebenso hervorzuheben wie Mißbrauch von Genußgiften, zu schweres und zu spätes Abendessen oder unbewältigte Konflikte und Sorgen. Schließlich können auch Arteriosklerose, nächtlicher stärkerer Blutdruckabfall, Schmerzen oder hohes Fieber den Schlaf empfindlich stören.

Schlaflosigkeit, die auf Akupressur nicht anspricht, sollte immer ärztlich untersucht werden. Gegen gelegentliche Schlafstörungen pressen Sie an beiden Händen gleichzeitig die Daumenspitze fest gegen alle Fingerkuppen der gleichen Hand. Danach drücken Sie mit dem Daumen unter dem äußeren Knöchel, mit dem Zeigefinger unter dem inneren Fußknöchel. Diese Behandlung führen Sie zehn Minuten lang vor dem Schlafengehen durch.

Schluckauf

Schluckauf entsteht durch rhythmische, krampfhafte Zusammenziehung des Zwerchfells. Er kann mit Erbrechen verbunden sein. Die Ursache der meist harmlosen, aber lästigen Erscheinung bleibt oft unbekannt, manchmal wird bei häufigem oder länger anhaltendem Schluckauf eine Zwerchfell-Hernie (Bruch) oder Magengeschwulst festgestellt. Mehrere Stunden

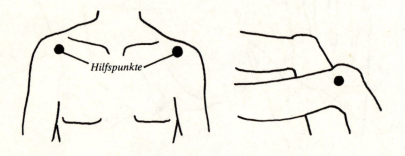

Abb. 71: Schluckauf

lang unvermindert anhaltender Schluckauf behindert Atmung und Nahrungsaufnahme und kann unbehandelt durch Erschöpfung des Kreislaufs sogar zum Tode führen.

Vergessen Sie alle anderen, unsicheren Hausmittel gegen Schluckauf und behandeln Sie mit Akupressur. Zuerst lassen Sie die Fingerkuppen in den Vertiefungen seitlich außen unter den Kniescheiben rechts und links gleichzeitig auf dem Knochen kreisen. Zusätzlich können Sie seitlich unterhalb des Schlüsselbeins in die Vertiefung pressen.

Schnupfen
Schnupfen entsteht durch Virusinfektion, wobei die Erreger oft durch Zugluft oder Verkühlung begünstigt werden. Dem anfänglichen Brennen und Kitzeln in der Nase folgt rasch Niesreiz, wäßrige Sekretion und Schwellung der Schleimhäute mit behinderter Nasenatmung. Schnupfen ist zwar eine

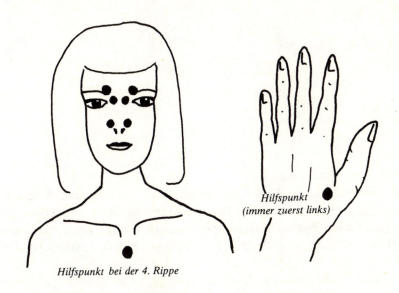

Hilfspunkt (immer zuerst links)

Hilfspunkt bei der 4. Rippe

Abb. 72: Schnupfen

harmlose, aber lästige Erkrankung, die von leichtem Fieber, Frösteln und Kopfschmerz begleitet sein kann. Meist heilt der Schnupfen in sieben bis zehn Tagen ohne Komplikationen aus.
Eine Rhinitis kann auch als Begleiterscheinung von Grippe, Masern und anderen Infektionskrankheiten auftreten oder durch Nebenhöhlen-, Hals- und Rachenentzündungen kompliziert werden.
Akupressur hilft nicht nur im akuten Krankheitsfall, sondern kann bei rechtzeitiger Anwendung den Katarrh im Keim ersticken. Setzen Sie zunächst die Fingerkuppen innen auf die Augenbrauen und massieren Sie zur Gesichtsmitte hin. Danach pressen Sie den Punkt in der Nasenflügelfalte und massieren mit Daumen und Zeigefinger die Nasenwurzel.
Genügt dies nicht, pressen Sie zwei Fingerbreiten von der Hautfalte zwischen Daumen und Zeigefinger in die dort befindliche Vertiefung, immer an der linken Hand beginnend. Zusätzlich können Sie in Höhe der vierten Rippe den Zeigefinger auf das Brustbein setzen und fest massieren.

Schultergelenk-Rheumatismus
Die akute Entzündung des Schultergelenks beginnt mit starken Schmerzen, Schwellung, Einschränkung der Beweglichkeit und Fieber. Immer besteht bei solchen entzündlichen Gelenkprozessen die Gefahr einer Herz- und Nierenschädigung, weshalb diese Entzündungen nie ohne Arzt behandelt werden sollen.
Akupressur hilft gegen die Schmerzen und gegen die Gelenk-Anschwellung. Pressen Sie zunächst in die am meisten schmerzende Stelle der Schulter. Dann drücken Sie in Gürtelhöhe gegen die Wirbelsäule und pressen mit

dem Daumen in die Ellbogenbeuge und auf die Mitte des inneren Unterarms.

Langsam zunehmende, anfangs nur leichte Schmerzen im Schultergelenk, die ohne Fieber mit leichten Schwellungen und Knirschen im Gelenk bei Bewegungen einhergehen, sind Zeichen der Gelenkabnutzung und degenerativen Veränderungen des Gelenkknorpels (Arthrosis deformans), wie Sie besonders bei älteren Patienten auftreten.

Pressen Sie zunächst auf der schmerzenden Seite mit mehreren Fingern zugleich in die Mitte des Unterarms, bis ein jäher Schmerz auftritt. Dann drücken Sie die vorderste Schulterspitze oder die Schlüsselbeinspitze ebenfalls bis zum jähen Schmerz. Abschließend massieren Sie außen auf mittlerer Höhe des Oberarms oder unterhalb der Falte zwischen Daumen und Zeigefinger auf dem Mittelhandknochen.

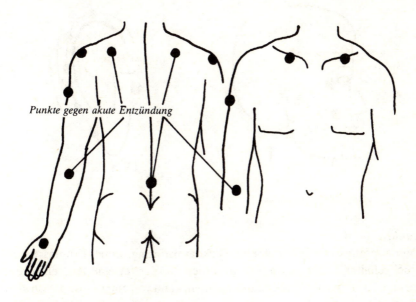

Punkte gegen akute Entzündung

Abb. 73: Schultergelenk-Rheumatismus

Schwerhörigkeit
Die Verminderung der Hörfähigkeit tritt ein- oder zweiseitig, gleichbleibend oder zunehmend, vorübergehend oder dauernd auf. Die Ursache muß vom Facharzt festgestellt werden, der auch entscheidet, ob operative Maßnahmen angezeigt sind.
Ein Versuch mit Akupressur kann nicht schaden und wirkt oft überraschend. Vorab ein Hinweis: Nach Pressur der genannten Punkte hören manche Patienten für kurze Zeit überhaupt nichts mehr. Dies ist kein Grund zur Sorge, das Phänomen verschwindet nach wenigen Minuten wieder und macht oft nach einigen Tagen deutlich verbessertem Hörvermögen Platz.
Pressen Sie siebenmal in möglichst gleichen Zeitabständen den Ohrknorpelrand vom Ohrläppchen nach oben und zurück. Dann drücken Sie das Zäpfchen vor dem Eingang der Ohrmuschel, beklopfen den unteren Rand der Backenknochen und pressen gleichzeitig rechts und links außen an den Augen.

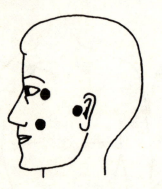
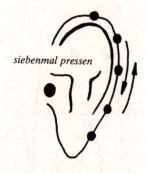

Abb. 74: Schwerhörigkeit

Stuhlverstopfung
Verstopfung entsteht durch eine Dickdarmstörung, wobei Kotmassen zurückgehalten und stark eingedickt werden. Bei der verfeinerten, schlackenarmen Kost, die wir heute zu uns nehmen, kann von einer Obstipation aber noch nicht gesprochen werden, wenn die Darmentleerung nicht jeden Tag

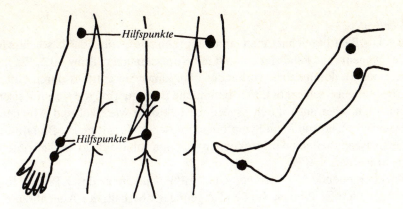

Abb. 75: Stuhlverstopfung

erfolgt. Auch mehrtägige Verstopfung – etwa bei Reisen oder Kostumstellung – vergeht von allein, wenn man schlackenreiche Kost zu sich nimmt. Chronische Stuhlverstopfung ruft erhebliche Gesundheitsstörungen mit Appetitlosigkeit, Müdigkeit und Kopfschmerz, in schweren Fällen Stuhlvergiftung hervor. Sie sollte daher immer ärztlich untersucht werden.
Grundvoraussetzung für regelmäßige Stuhlentleerung ist, daß dem Stuhldrang auch immer ohne Verzögerung nachgegeben wird. Wenn Sie den Stuhldrang übergehen, entsteht unweigerlich eine Stuhlverstopfung. Bemühen Sie sich auch, den Darm zur regelmäßigen Entleerung zu »erziehen«, indem Sie feste Zeiten einhalten, auch wenn Sie anfangs zu diesen Zeiten nicht immer Stuhldrang verspüren. Die dauernde Anwendung von Abführmitteln schädigt den Darm, verschlimmert das Übel und kann überdies Gesundheitsschäden bis zur Leberschädigung nach sich ziehen.
Akupressur beseitigt die Stuhlverstopfung zuverlässig und ohne jede Nebenwirkung. Pressen Sie zuerst mit dem Zeigefinger hinter dem vierten Mittelfußknochen an die Fußsohle. Dann drücken Sie unterhalb der Kniescheibe und am Anfang des Wadenbeins.
Zusätzlich können Sie in Oberarmmitte, am Unterarm seitlich über dem Handgelenk und direkt am Handgelenk auf der Kleinfingerseite massieren oder über dem dritten Kreuzbeinwirbel und zu beiden Seiten des fünften Lendenwirbels pressen.

Übelkeit
Als Übelkeit bezeichnet man ein unangenehmes Gefühl, das besonders in der Magengrube lokalisiert ist und mit Kopfschmerzen, Schwindel, Brechreiz und Benommenheit verbunden sein kann. Sie entsteht durch Gifte, Hirnblutleere, schlechte Luft, rhythmische Bewegungen, wie sie auf Reisen auftreten, aber auch durch psychische Faktoren wie Ekel und Abscheu. Dauernde Übelkeit kann Symptom chronischer Vergiftungen, Blutarmut, Gehirnkrankheiten oder Infektionen sein und sollte alsbald ärztlich untersucht werden.
Vorübergehende Zustände von Übelkeit behandeln Sie durch Pressur folgender Punkte: Pressen Sie den Zeigefinger oberhalb der Augenbrauenmitte auf die Stirn. Dann suchen Sie in Nackenmitte die Vertiefung am Ende der Schädelbasis, die mehrmals kräftig gedrückt wird. Zusätzliche Punkte liegen in der Achselhöhle, am unteren Brustkorbrand seitlich außen über dem Nabel, am mittleren Oberarmdrittel und in der Unterarmmitte außen.

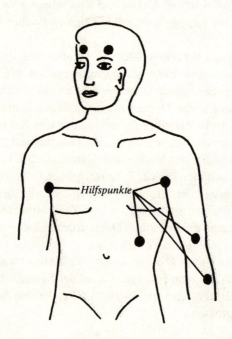

Abb. 76: Übelkeit

Verkrampfungen

Krampfhaft gesteigerte Spannung der gesamten Muskulatur oder einzelner Muskelabschnitte ist oft die Folge falscher seelischer Einstellungen, Neurosen, Streß oder Nervosität. Körperliche Ursachen sind Magnesium- und Kalzium-Mangel, wie er im Gefolge von Schäden der Nebenschilddrüsen, bei Vitaminmangelzuständen, oft aber aus ungeklärter Ursache entsteht. Auch zu heftige Atmung bei Erregung oder Angst führt zu Krämpfen. Muskelhartspann entsteht nach längerer, unnormaler Haltung, Überanstrengung oder Verkühlung.

Krampfanfälle, die bis zu Epilepsie-ähnlichen Symptomen gesteigert sein können, bedürfen selbstverständlich ärztlicher Untersuchung. Auch Krämpfe durch Elektrolytmangel sollen vom Arzt kontrolliert werden, ehe das Fehlen von Magnesium oder Kalzium auch den Herzmuskel ernsthaft in Mitleidenschaft zieht. Andere Verkrampfungen einzelner Muskelpartien sprechen auf Akupressur gut an.

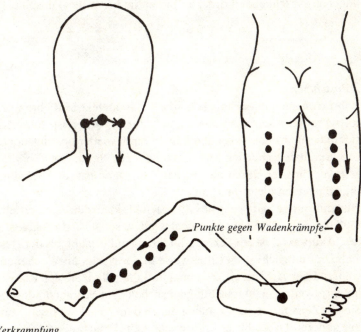

Abb. 77: Verkrampfung

Zunächst drücken Sie kreisend die Vertiefung in der Nackenmitte am Ende der Schädelbasis. Dann suchen Sie seitlich davon rechts und links die druckempfindlichen Knoten am Schädel, die ebenfalls kräftig gepreßt werden. Abschließend beugen Sie den Kopf vor und streichen den Nacken hinab Richtung Schulter.
Wadenkrämpfe treten besonders häufig bei Überanstrengung und Abkühlung auf, beim Schwimmen können Sie durch einen Wadenkrampf in Lebensgefahr kommen. Häufige Wadenkrämpfe sind symptomatisch für Magnesium- und Kalziummangel. Andere Ursachen sind Fieber, Nervenleiden oder Kreislaufstörungen. Sie sollten immer den Arzt aufsuchen, wenn Sie zu Wadenkrämpfen neigen.
Akute Krampfanfälle in der Wadenmuskulatur können durch Akupressur rasch beendet werden. Pressen Sie an beiden Beinen ab dem unteren Gesäßrand den Oberschenkel abwärts bis zur Kniekehle. Danach behandeln Sie außen am Unterschenkel die Punkte vom Knie bis zum äußeren Fußknöchel. Abschließend drücken Sie in die Mitte der Fußsohle.

Zahnschmerz
Zahnschmerzen entstehen, sobald ein Zahndefekt in Richtung Zahnmark fortschreitet. Wenn der Zahnschmelz durchbrochen ist, führen Reize wie süß und sauer oder warm und kalt zu rasch wieder abklingenden Schmerzen. Bei oberflächlichen Markentzündungen treten erste Spontanschmerzen von kürzerer Dauer auf; ist das Zahnmark erst total entzündet, hören die Schmerzen nicht mehr auf.
Nur frühzeitige Sanierung des Zahndefekts kann den Zahn retten. Deshalb muß der Zahnarzt bald aufgesucht werden, sobald erste Schmerzen auftreten. Akupressur ist zur Schmerzlinderung nur erlaubt, bis der Besuch beim Zahnarzt möglich ist, beispielsweise in der Nacht, an Wochenenden oder während der Arbeitszeit. Zweimal im Jahr sollten Sie den Zahnarzt ohnehin zur Kontroll-Untersuchung aufsuchen. Zur Schmerzlinderung pressen Sie am Zeigefinger rechts außen neben dem Nagel mit dem Daumennagel der anderen Hand, bis es kräftig schmerzt. Ersatzweise können Sie in der

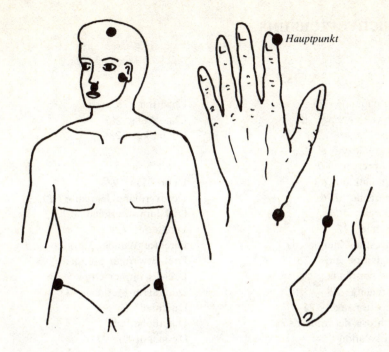

Abb. 78: Zahnschmerz

Mitte des Schädeldachs oder vor dem Ohrläppchen drücken. Weitere Hilfspunkte befinden sich am Oberschenkel vor der Hüfte, auf der Daumenseite über dem Handgelenk, hinter dem äußeren Fußknöchel und in der Mittellinie zwischen Nasenbein und Oberlippe.

Sachverzeichnis

A
Abspannung 75
Abwehrenergie 32
Aerophagie 120
Agranulozytose 123
Akupressur 70
Akupunktur 69
Allergene 106
Allergie 106
Anämie 27
Ancestral-Energie 31
Angina pectoris 76
Angstzustände 92
Anregung 78
Appetitmangel 78
Arthrosis deformans 141
Artikulation 24
Atemenergie 32
Aufwachstörungen 79
Augenschmerzen 80
Auskultation 27

B
Bandscheibenschäden 81, 111
Beinbeschwerden 82
Bettnässen 83
Blasenentzündung 85
Blasen-Meridian 39
Blutarmut 27
Blutdruck, zu niedrig 86
Bluthochdruck 88
Bong-Han'sche Theorie 12
Bronchialasthma 90
Bronchitis 91

C
Chac Inn 36
Chao Yang 35
Choleriker 22

D
Depression 92
Desoxyribonukleinsäure 11, 30
Dickdarm-Meridian 40
Diphterie 124
Direktor-Wunder-Meridian 59
Drei-Erwärmer-Meridian 44
Drei-Erwärmer-Organ 33
Dünndarm-Meridian 37
Durchfall 94
Durstfieber 18
Dysmenorrhoe 124

E
Eingeschlafene Glieder 96
Elementen-Lehre 21
Energie, körpereigene 31
Erb-Energie 31
Erbrechen 96
Erde-Element 20
Ermüdung 75
Erregungszustände 131

F
Farbring-Sehen 80
Feuer 20
..., kaiserliches 20
..., ministerielles 20
..., sekundäres 20

Fieber-Delirium *18*
Freude *22*
Frigidität *97*
Fünf-Elementen-Lehre *19*
Fußbeschwerden *82*

G

Gallenblasen-Meridian *46*
Gastritis *122*
Gesichtsneuralgie *98*
Glaukom-Anfall *80*
Gleichgewichtsstörungen *99*
Gouverneuer-Wunder-Meridian *58*
Grüner Star *80*
Gürtelgefäß *59*

H

Hämorrhoiden *101*
Halsentzündung *102*
Hauptmeridiane *37*
Hautentzündung *103*
Heiserkeit *104*
Herolds-Punkt *67*
Herzbeschwerden, nervöse *104*
Herzenge *76*
Herz-Meridian *54*
Heuschnupfen *106*
Hexenschuß *107*
Himmelsfenster-Punkte *66*
Ho-Punkt *66*
Holz-Element *20*
Homologe Meridianpaare *20*
Husten *108*

I

Impotenz *109*
Infarkt-Risiko *77*
Inn *17*

Inn Keo Mo *61*
Inn Wei Mo *61*
Inn-Yang-Gesetz *29*
Ischias *110*
Iü-Punkt *66*
Iünn-Punkt *66*

J

Jenn Mo *59*
Jong-Punkt *66*

K

Kälte-Energie *17*
Kälte-Krankheiten *17*
Kao *70*
Kehlkopf-Entzündung *112*
Keo Mo *61*
King Lo *35*
King-Punkt *66*
Klimakterium *113*
Kniegelenk-Rheumatismus *114*
Koazervate *31*
Kopfschmerz *115*
Kosmische Energie *17*
Krampfadern *118*
Kreislauf-Meridian *52*
Kreuzschmerzen *119*

L

Leber-Meridian *50*
Leistungssteigerung *78*
Lo-Punkte *67*
Longitudinale *36*
Luftschlucken, nervöses *121*
Lumbago *107*
Lungen-Meridian *49*

M

Magenbeschwerden, nervöse *120*
Magen-Meridian *42*
Magenschleimhaut-Entzündung *122*
Mandelentzündung *123*
Manisch-depressive Krankheit *94*
Menstruationsstörungen *124*
Meridiane *35*
Metall-Element *20*
Meteorotropismus *15*
Migräne *125*
Migraine cervicale *126*
Milz-Meridian *48*
Minderwertigkeitskomplexe *127*
Mo-Punkt *67*
Morgenmenschen *79*
Morgenmüdigkeit *79*
Moxa *70*
Moxibustion *70*

N

Nackenschmerz *128*
Nackensteifigkeit *129*
Nährenergie *32*
Nässe *18*
Nasenbluten *129*
Nasennebenhöhlenentzündung *130*
Nebennieren *57*
Nervosität *131*
Neuralpathologie *10*
Neuraltherapie *10*
Nieren-Meridian *55*
Nukleinsäuren *11, 31*

O

Offenes Bein *118*
Ohrgeräusche *132*
Okklusions-Wetterlage *15*
Orangenhaut *132*

P

Palpation *26*
Perkussion *26*
Prostata-Adenom *134*
...-Karzinom *134*
...-Vergrößerung *134*
Puls *24*
Pulsdiagnostik *25*
Pulsqualitäten *25*

R

Rachenentzündung *135*
Regulierungspunkt *67*
Ribonukleinsäure *11*
Roemheld'scher
 Symptomenkomplex *121*
Rückenschmerz *136*

S

Schlafstörungen *136*
Schluckauf *138*
Schnupfen *139*
Schultergelenk-Rheumatismus *140*
Schwerhörigkeit *142*
sedieren *18*
Segmenttherapie *10*
Sehnen-Muskel-Meridiane *64*
Sekretärinnen-Krankheit *129*
Sekundenphänomen *10*
Smog *15*
Sodbrennen *121*
Sonder-Meridian *64*
Sorgen *22*
Stenocardie *76*
Stimme *23*
Stimmqualitäten *23*

Stirn-Kopfschmerz 80
Störfeld 10
Strategie-Wunder-Meridian 60
Stuhlverstopfung 142
Sü-Punkt 66

T
Tae Inn 35
Tae Mo 59
Tae Yang 35
Tchong Mo 60
tonisieren 28
Tou Mo 58
Transversale 20
Trauer 22
Trockenheit 18
Tsing-Punkt 66
Tsri-Punkt 67
Tsiüe Inn 36

U
Übelkeit 144
Unterschenkelgeschwür 118
Uratmosphäre 30
Urprinzip 29
Ursubstanz 29
Ursuppe 30

V
Verbindungspunkt 67
Verkrampfung 145

W
Wadenkrampf 145
Wärme-Energie 18
Wärme-Krankheit 18
Wasser-Element 19
Wechseljahre 113
Wei Mo 61
Wetterfühligkeit 15, 80
Wind-Energie 18
Wunder-Meridiane 57
Wunder-Organ 57
Wut 22

Y
Yang 18
... Keo Mo 61
... Ming 36
... Wei Mo 61

Z
Zahnschmerz 146
Zellulite 132
Zustimmungspunkt 67
Zwangshandlung 93
Zyklothymie 94

Unser Tip

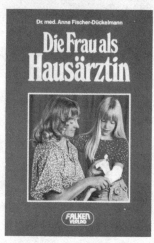
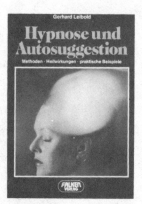
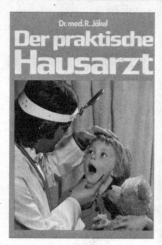

Die Frau als Hausärztin
(4072) Von Dr. med. Anna Fischer-Dückelmann, 808 Seiten, 16 Farbtafeln, 174 s/w-Fotos, 238 Zeichnungen, gebunden, mit Schutzumschlag, DM 58,–

Hypnose und Autosuggestion
Methoden – Heilwirkungen – praktische Beispiele
(0483) Von Gerhard Leibold, 116 Seiten, kartoniert, DM 7,80

Der Praktische Hausarzt
(4100) von Dr. med. R. Jäkel, 608 Seiten, 201 s/w-Fotos, 118 Zeichnungen, Pappband, DM 24,80

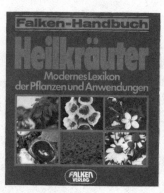
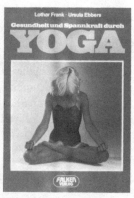
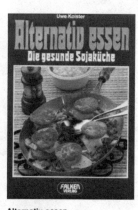

Falken-Handbuch Heilkräuter
Modernes Lexikon der Pflanzen und Anwendungen
(4076) Von Gerhard Leibold, 392 Seiten, 183 Farbfotos, gebunden, mit Schutzumschlag, DM 36,–

Gesundheit und Spannkraft durch Yoga
(0321) Von Dr. Lothar Frank und Ursula Ebbers, 120 Seiten, 50 Fotos, kartoniert, DM 7,80

Alternativ essen
Die gesunde Sojaküche.
(0553) von Uwe Kolster
112 Seiten, 8 Farbtafeln, kartoniert, DM 9,80

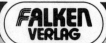

Gesamt-Programm

Frühjahr 1982

Hobby

Hobby Porträtzeichnen (0603) Von Rita Jovy, ca. 96 S., ca. 20 Farbfotos, 100 Zeichnungen, kartoniert. — ca.* DM/Fr 16.80 S 134,–

Aquarellmalerei leicht gemacht. (5099) Von Thomas Hinz, 64 S., 79 Farbfotos, Pappband. — DM/Fr 11.80 S 94,–

Naive Malerei leicht gemacht. (5083) Von Felizitas Krettek, 64 S., 76 Farbfotos, Pappband. — DM/Fr 11.80 S 94,–

Ölmalerei leicht gemacht. (5073) Von Heiner Karsten, 64 S., 62 Farbfotos, Pappband. — DM/Fr 12.80 S 98,–

Zeichnen Sie mal – malen Sie mal (5095) Von Ferry Ahrlé und Volker Kühn, 112 S., 14 Farbtafeln, viele Zeichnungen, kartoniert. — DM/Fr 14.80 S 118,–

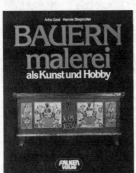

Bauernmalerei als Kunst und Hobby. (4057) Von Arbo Gast und Hannie Stegmüller, 128 S., 239 Farbfotos, 26 Riß-Zeichnungen, gebunden. — DM/Fr 36,– S 288,–

Hobby-Bauernmalerei (0436) Von Senta Ramos und Jo Roszak, 80 S., 116 Farbfotos und 28 Motivvorlagen, kartoniert. — DM/Fr 19.80 S 158,–

Bauernmalerei – leicht gemacht. (5039) Von Senta Ramos, 64 S., 78 Farbfotos, Pappband. — DM/Fr 11.80 S 94,–

Glasmalerei als Kunst und Hobby. (4088) Von Felizitas Krettek und Suzanne Beeh-Lustenberger, 132 S., mit 182 Farbfotos, 38 Motivvorlagen, gebunden. — DM/Fr 36,– S 288,–

Transparente Glasmalerei leicht gemacht. (5064) Von Felizitas Krettek, 64 S., 62 Farbfotos, Pappband. — DM/Fr 12.80 S 98,–

Glasritzen – ein neues Hobby. (5109) Von Gerlind Mégroz, 64 S., 110 Farbfotos, 15 Zeichnungen, Pappband. — DM/Fr 14.80 S 118,–

Brandmalerei leicht gemacht. (5106) Von Klaus Reinhardt, 64 S., 68 Farbfotos, 23 Zeichnungen, Pappband. — DM/Fr 11.80 S 94,–

Töpfern als Kunst und Hobby. (4073) Von Johann Fricke, 132 S., 37 Farbfotos, 222 s/w-Fotos, gebunden. — DM/Fr 29.80 S 238,–

Arbeiten mit Ton (5048) Von Johann Fricke, 128 S., 15 Farbtafeln, 166 s/w-Fotos, kartoniert. — DM/Fr 14.80 S 118,–

Keramik kreativ gestalten (5072) Von Ewald Stark, 64 S., 117 Farbfotos, 2 Zeichnungen, Pappband. — DM/Fr 11.80 S 94,–

Fotografie – Das schöne als Ziel Zur Ästhetik und Psychologie der visuellen Wahrnehmung. (4122) Von Ewald Stark, 208 S., ca. 230 Farbfotos, 60 Zeichnungen, Ganzleinen, mit vierfarbigem Schutzumschlag. Voraussichtl. Erscheinungstermin: April 1982. — ca.* DM/Fr 78,– S 624,–

So macht man bessere Fotos Das meistverkaufte Fotobuch der Welt. (0614) Von Martin L. Taylor, 192 S., über 450 Farbfotos, kartoniert. Voraussichtl. Erscheinungstermin: April 1982. — ca.* DM/Fr 14.80 S 118,–

Schöne Sachen Selbermachen 88 Ideen zum Modellieren und Verschenken. (5117) Von Evelyn Guder-Thelen, 64 S., 73 Farbfotos, Pappband. — DM/Fr 11.80 S 94,–

Modellieren mit selbsthärtendem Material. (5085) Von Klaus Reinhardt, 64 S., 93 Farbfotos, Pappband. — DM/Fr 11.80 S 94,–

Hobby Seidenmalerei (0611) Von Renate Henge, 96 S., ca. 100 Farbfotos, Mustervorlagen, kartoniert. — DM/Fr 19.80 S 158,–

Hobby Holzschnitzen Von der Astholzfigur zur Vollplastik. (5101) Von Heinz-D. Wilden, 112 S., 16 Farbtafeln, 135 s/w-Fotos, kartoniert. — DM/Fr 14.80 S 118,–

Holzspielzeug selbst gebaut und bemalt. (5104) Von Mathias Kern, 64 S., 103 Farbfotos, 9 Zeichnungen, Pappband. — DM/Fr 12.80 S 98,–

Marionetten entwerfen · gestalten · führen. (5118) Von Axel Krause und Alfred Bayer, 64 S., 83 Farbfotos, 2 s/w-Fotos, 40 Zeichnungen, Pappband. — DM/Fr 14.80 S 118,–

Papiermachen ein neues Hobby. (5105) Von Ralf Weidenmüller, 64 S., 84 Farbfotos, 9 s/w-Fotos, 14 Zeichnungen, Pappband. — DM/Fr 14.80 S 118,–

Origami – die Kunst des Papierfaltens. (0280) Von Robert Harbin, 160 S., über 600 Zeichnungen, kartoniert. — DM/Fr 9.80 S 78,–

Papier-Basteleien (0406) Von Lena Nessle, 96 S., 84 Fotos, 70 Zeichnungen, teils zweifarbig, kartoniert. — DM/Fr 6.80 S 55,–

Phantasieblumen aus Strumpfgewebe, Tauchlack, Papier, Federn. (5091) Von Ruth Scholz-Peters, 64 S., 70 Farbfotos, Pappband. — DM/Fr 12.80 S 98,–

Neues farbiges Bastelbuch (4084) Von Friederike Baresel-Anderle, 248 S., 292 Farbtafeln, 123 Zeichnungen, Pappband. — DM/Fr 19.80 S 158,–

Kerzen und Wachsbilder gießen · modellieren · bemalen. (5108) Von Christa Riess, 64 S., 110 Farbfotos, Pappband. — DM/Fr 11.80 S 94,–

Zinngießen leicht gemacht. (5076) Von Käthi Knauth, 64 S., 85 Farbfotos, Pappband. — DM/Fr 12.80 S 98,–

Das Herbarium Pflanzen sammeln, bestimmen und pressen. Gestalten mit Blüten, Blättern und Gräsern. (5113) Von Ingrid Gabriel, 96 S., 140 Farbtafeln, 6 farbige Zeichnungen, Pappband. — DM/Fr 16.80 S 134,–

Trockenblumen und Gewürzsträuße (5084) Von Gabriele Vocke, 64 S., 63 Farbfotos, Pappband. — DM/Fr 12.80 S 98,–

Flechten mit Bast, Stroh und Peddigrohr. (5098) Von Hanne Hangleiter, 64 S., 47 Farbfotos, 76 Zeichnungen, Pappband. — DM/Fr 12.80 S 98,–

Schmuck und Objekte aus Metall und Email (5078) Von Johann Fricke, 120 S., 183 Abbildungen, kartoniert. — DM/Fr 16.80 S 134,–

Makramee als Kunst und Hobby. (4085) Von Eva Andersen, 128 S., 114 Farbfotos, 157 s/w-Fotos, gebunden. — DM/Fr 34,– S 272,–

Makramee Knüpfarbeiten leicht gemacht. (5075) Von Birte Pröttel, 64 S., 95 Farbfotos, Pappband. — DM/Fr 11.80 S 94,–

Häkeln und Makramee Techniken – Geräte – Arbeitsmuster. (0320) Von Dr. Marianne Stradal, 104 S., 191 Abbildungen und Schemata, kartoniert. — DM/Fr 6.80 S 55,–

Postfach 1120 · D-6272 Niedernhausen/Ts. · Tel. 06127/30 11-15 · Telex 04-186585 fves d

Strick mit! Ein Kurs für Anfänger. (5094) Von Birte Pröttel, 120 S., 72 Farbfotos, 188 s/w-Abbildungen, kartoniert. — DM/Fr 14.80 / S 118,–

Restaurieren von Möbeln Stilkunde, Materialien, Techniken, Arbeitsanleitungen. (4120) Von Ellinor Schnaus-Lorey, ca. 136 S., ca. 400 Zeichnungen, s/w- und Farbfotos, gebunden, mit vierfarbigem Schutzumschlag. Voraussichtl. Erscheinungstermin: April 1982. — ca.* DM/Fr 34,– / S 272,–

Stoff- und Kuscheltiere stricken, häkeln, nähen. (5090) Von Birte Pröttel, 64 S., 50 Farbfotos, Pappband. — DM/Fr 11.80 / S 94,–

Formen mit Backton trocknen · backen · bemalen · Neu: Töpfern ohne Brennofen. (0612) Von Angelika Köhler, 32 S., ca. 50 Farbfotos, Spiralbindung. — DM/Fr 6.80 / S 55,–

Gestalten mit Salzteig Formen · Bemalen · Lackieren. (0613) Von Wolf-Ulrich Cropp, 32 S., ca. 50 Farbfotos. — DM/Fr 6.80 / S 55,–

Leder schneiden · prägen · besticken. (5125) Von Karl-Heinz Bühler, 64 S., ca. 90 Farbfotos und Zeichnungen, Pappband. — DM/Fr 14.80 / S 118,–

Textiles Gestalten Spinnen · Weben · Stoffdruck · Batik · Makramee · Sticken. (5123) Von Johann Fricke, ca. 128 S., ca. 180 Farb- und s/w-Fotos, kartoniert. Voraussichtl. I. Halbjahr 1982. — ca.* DM/Fr 16.80 / S 134,–

Hobby Stoffdruck und Stoffmalerei (0555) Von Anneliese Ursin, 80 S., 68 Farbfotos, 68 Zeichnungen, kartoniert. — DM/Fr 19.80 / S 158,–

Stoffmalerei und Stoffdruck leicht gemacht. (5074) Von Heide Gehring, 64 S., 110 Farbfotos, Pappband. — DM/Fr 12.80 / S 98,–

Batik leicht gemacht. (5112) Von Arbo Gast, 64 S., 105 Farbfotos, Pappband. — DM/Fr 12.80 / S 98,–

Zugeschaut und mitgebaut Band 1 Helmut Scheuer im Hobby-Keller. (5031) Von Helmut Scheuer, 96 S., 218 Farb- und s/w-Fotos, kartoniert. — DM/Fr 14.80 / S 118,–

Zugeschaut und mitgebaut Band 2 Helmut Scheuer im Hobby-Keller. (5061) Von Helmut Scheuer, 120 S., 277 Farb- und s/w-Fotos, kartoniert. — DM/Fr 14.80 / S 118,–

Zugeschaut und mitgebaut Band 3 Helmut Scheuer im Hobby-Keller. (5077) Von Helmut Scheuer, 120 S., 291 Farb- und s/w-Fotos, kartoniert. — DM/Fr 14.80 / S 118,–

Zugeschaut und mitgebaut Band 4 Helmut Scheuer im Hobby-Keller. (5093) Von Helmut Scheuer, 120 S., 122 Farbfotos, 113 s/w-Abbildungen, kartoniert. — DM/Fr 14.80 / S 118,–

Falken-Handbuch Heimwerken Reparieren und selbermachen in Haus und Wohnung – über 1100 Farbfotos. Sonderteil: Praktisches Energiesparen. (4117) Von Thomas Pochert, 440 S., ca. 1103 Farbfotos, 100 ein- und zweifarbige Abbildungen, gebunden. — DM/Fr 49,– / S 392,–

Möbel aufarbeiten, reparieren, pflegen (0386) Von Ellinor Schnaus-Lorey, 96 S., 104 Fotos und Zeichnungen, kartoniert. — DM/Fr 6.80 / S 55,–

Mineralien und Steine erkennen und benennen. Farben · Formen · Fundorte. (0409) Von Rudolf Graubner, 136 S., 100 Farbfotos, kartoniert. — DM/Fr 14.80 / S 118,–

Findet den ersten Stein! Mineralien, Steine und Fossilien Grundkenntnisse für Hobbysammler. (0437) Von Dieter Stobbe, 96 S., 16 Farbtafeln, 14 s/w-Fotos, 10 Zeichnungen, kartoniert. — DM/Fr 9.80 / S 78,–

Der Verseschmied Kleiner Leitfaden für Hobbydichter. Mit Reimlexikon (0597) Von Theodor Parisius, ca. 96 S., kartoniert. Voraussichtl. Erscheinungstermin: März 1982. — ca.* DM/Fr 6.80 / S 55,–

Briefmarken sammeln für Anfänger. (0481) Von Dieter Stein, 120 S., 4 Farbtafeln, 98 s/w-Abbildungen, kartoniert. — DM/Fr 7.80 / S 65,–

Münzen Ein Brevier für Sammler. (0353) Von Erhard Dehnke, 128 S., 4 Farbtafeln, 17 s/w-Abbildungen, kartoniert. — DM/Fr 9.80 / S 78,–

Münzen sammeln nach Motiven (0480) Von Armin Haug, 176 S., 93 s/w-Fotos, kartoniert. — DM/Fr 14.80 / S 118,–

Papiergeld Ein Brevier für Sammler. (0501) Von Albert Pick, 116 S., 51 s/w-Fotos, kartoniert. — DM/Fr 9.80 / S 78,–

Modellflug-Lexikon (0549) Von Werner Thies, 280 S., 98 s/w-Fotos, 234 Zeichnungen, Pappband. — DM/Fr 31.50 / S 252,–

Flugmodelle bauen und einfliegen. (0361) Von Werner Thies und Willi Rolf, 160 S., 63 Abbildungen und 7 Faltpläne, kartoniert. — DM/Fr 12.80 / S 98,–

Ferngelenkte Motorflugmodelle bauen und fliegen. (0400) Von Werner Thies, 184 S., mit Zeichnungen und Detailplänen, kartoniert. — DM/Fr 12.80 / S 98,–

Das große Modell-Motorenbuch (0560) Von Roland Schwarz, 236 S., 142 s/w-Fotos, 120 Zeichnungen, kartoniert. — DM/Fr 29.80 / S 238,–

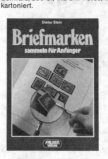
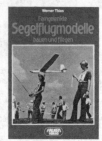

Ferngelenkte Segelflugmodelle bauen und fliegen. (0446) Von Werner Thies, 176 S., 22 s/w-Fotos, 115 Zeichnungen, kartoniert. — DM/Fr 14.80 / S 118,–

Schiffsmodelle selber bauen. (0500) Von Dietmar und Reinhard Lochner, 200 S., 93 Zeichnungen, 2 Faltpläne, kartoniert. — DM/Fr 14.80 / S 118,–

Moderne Fotopraxis Bildgestaltung · Aufnahmepraxis · Kameratechnik · Fotolexikon (4030) Von Wolfgang Freihen, 304 S., davon 50 vierfarbig, gebunden. — DM/Fr 29.80 / S 238,–

Moderne Schmalfilmpraxis Ausrüstung · Drehbuch · Aufnahme · Schnitt · Vertonung. (4043) Von Uwe Ney, 328 S., über 200 Abbildungen, gebunden. — DM/Fr 29.80 / S 238,–

Schmalfilmen Ausrüstung · Aufnahmepraxis · Schnitt · Ton. (0342) Von Uwe Ney, 108 S., 4 Farbtafeln, 25 s/w-Fotos, kartoniert. — DM/Fr 6.80 / S 55,–

Schmalfilme selbst vertonen (0593) Von Uwe Ney, ca. 96 S., ca. 30 Fotos, kartoniert. Voraussichtl. Erscheinungstermin: Februar 1982. — ca.* DM/Fr 7.80 / S 65,–

Falken-Handbuch Videofilmen Systeme, Kameras, Aufnahme, Ton und Schnitt. (4093) Von Peter Lanzendorf 288 S., 8 Farbtafeln, 165 s/w-Fotos, 25 Zeichnungen, gebunden. — DM/Fr 36,– / S 288,–

Gitarre spielen Ein Grundkurs für den Selbstunterricht. (0534) Von Atti Roßmann, 96 S., 1 Schallfolie, 150 Zeichnungen, durchgehend zweifarbig, kartoniert. — DM/Fr 19.80 / S 158,–

Sport

Die neue Tennis-Praxis Der individuelle Weg zu erfolgreichem Spiel. (4097) Von Richard Schönborn, 240 S., 202 Farbzeichnungen, gebunden. — DM/Fr 36,– / S 288,–

Erfolgreiche Tennis-Taktik (4086) Von Robert Ford Greene, übersetzt von Michael Rolf Fischer, 181 S., 87 Abbildungen, kartoniert. — DM/Fr 19.80 / S 158,–

Tennis kompakt Der erfolgreiche Weg zu Spiel, Satz und Sieg. (5116) Von Wilfried Taferner, 128 S., 82 s/w-Fotos, 67 Zeichnungen, kartoniert. — DM/Fr **12.80** / S **98,–**

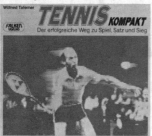

Frust und Freud beim Tennis Psychologische Studien der Spielertypen und Verhaltensweisen. (4079) Von H. Cath, A. Kahn und N. Cobb, 176 S., gebunden. — DM/Fr **19.80** / S **158,–**

Tennis Technik – Taktik – Regeln. (0375) Von Harald Elschenbroich, 112 S., 81 Abbildungen, kartoniert. — DM/Fr **6.80** / S **55,–**

Squash Ausrüstung – Technik – Regeln. (0539) Von Dietrich von Horn und Hein-Dirk Stünitz, 96 S., 55 s/w-Fotos, 25 Zeichnungen, kartoniert. — DM/Fr **8.40** / S **70,–**

Golf Ausrüstung – Technik – Regeln. (0343) Von J.C. Jessop, übersetzt von Heinz Biemer, mit einem Vorwort von H. Krings, Präsident des Deutschen Golf-Verbandes, 160 S., 65 Abbildungen, Anhang Golfregeln des DGV, kartoniert. — DM/Fr **16.80** / S **134,–**

Tischtennis modern gespielt mit TT-Quiz 17:21. (0363) Von Ossi Brucker und Tibor Harangozo, 120 S., 65 Abbildungen, kartoniert. — DM/Fr **9.80** / S **78,–**

Basketball Technik und Übungen für Schule und Verein. (0279) Von Chris Kyriasogiou, 116 S., mit 252 Übungen zur Basketballtechnik, 186 s/w-Fotos und 164 Zeichnungen, kartoniert. — DM/Fr **12.80** / S **98,–**

Fußball Training und Wettkampf. (0448) Von Holger Obermann und Peter Walz, 166 S., 93 s/w-Fotos, 56 Zeichnungen, kartoniert. — DM/Fr **9.80** / S **78,–**

Mein bester Freund, der Fußball (5107) Von Detlev Brüggemann und Dirk Albrecht, 144 S., 171 Abbildungen, kartoniert. — DM/Fr **16.80** / S **134,–**

Handball Technik – Taktik – Regeln. (0426) Von Fritz und Peter Hattig, 128 S., 91 s/w-Fotos, 121 Zeichnungen, kartoniert. — DM/Fr **9.80** / S **78,–**

Volleyball Technik – Taktik – Regeln. (0351) Von Henner Huhle, 102 S., 330 Abbildungen, kartoniert. — DM/Fr **9.80** / S **78,–**

Segeln (4207) Von Claus Hehner, 96 S., 106 großformatige Farbfotos, Pappband. — DM/Fr **24.80** / S **198,–**

Segeln Ein Kurs für Anfänger. (0316) Von H. und L. Blasy, 112 S., 92 Abbildungen, kartoniert. — DM/Fr **7.80** / S **65,–**

Falken-Handbuch Tauchsport Theorie · Geräte · Technik · Training. (4062) Von Wolfgang Freihen, 264 S., 252 Farbfotos, gebunden. — DM/Fr **36,–** / S **288,–**

Wasser-Volleyball (0456) Von Karl-Friedrich Schwarz und Laszlo Sarossi, 80 S., 54 Abbildungen, kartoniert. — DM/Fr **12.80** / S **98,–**

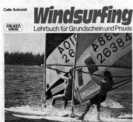

Windsurfing Lehrbuch für Grundschein und Praxis. (5028) Von Calle Schmidt, 64 S., 60 Farbfotos, Pappband. — DM/Fr **12.80** / S **98,–**

Falken-Handbuch Angeln in Binnengewässern und im Meer. (4090) Von Helmut Oppel, 344 S., 24 Farbtafeln, 66 s/w-Fotos, 151 Zeichnungen, gebunden. — DM/Fr **39,–** / S **312,–**

Angeln Kleine Fibel für den Sportfischer. (0198) Von E. Bondick, 96 S., 116 Abbildungen, kartoniert. — DM/Fr **6.80** / S **55,–**

Sportfischen Fische – Geräte – Technik. (0324) Von Helmut Oppel, 144 S., 49 s/w-Fotos, 8 Farbtafeln, kartoniert. — DM/Fr **9.80** / S **78,–**

Skilanglauf für jedermann. Lernen – Üben – Anwenden. (5036) Von Heiner Brinkmann, Sporthochschule Köln, 116 S., 133 s/w-Fotos, kartoniert. — DM/Fr **12.80** / S **98,–**

Skischule Ausrüstung · Technik · Gymnastik. (0369) Von Richard Kerler, 128 S., 100 Abbildungen, kartoniert. — DM/Fr **7.80** / S **65,–**

Ski-Gymnastik Fit für Piste und Loipe. (0450) Von Hannelore Pilss-Samek, 104 S., 67 s/w-Fotos, 20 Zeichnungen, kartoniert. — DM/Fr **6.80** / S **55,–**

Reiten Vom ersten Schritt zum Reiterglück. (5033) Von Herta F. Kraupa-Tuskany, 64 S., 34 Farbfotos, 2 Zeichnungen, Pappband. — DM/Fr **12.80** / S **98,–**

Reiten Dressur · Springen · Gelände. (0415) Von Ute Richter, 168 S., 235 Abbildungen, kartoniert. — DM/Fr **9.80** / S **78,–**

Voltigieren Pflicht – Kür – Wettkampf. (0455) Von Josephine Bach, 120 S., 4 Farbtafeln, 88 s/w-Fotos, kartoniert. — DM/Fr **12.80** / S **98,–**

Fechten Florett – Degen – Säbel. (0449) Von Emil Beck, 88 S., 219 Fotos und Zeichnungen, kartoniert. — DM/Fr **11.80** / S **94,–**

Hockey Technische und taktische Grundlagen. (0398) Von Horst Wein, 152 S., mit vielen Zeichnungen und Fotos, kartoniert. — DM/Fr **16.80** / S **134,–**

Fibel für Kegelfreunde Sport- und Freizeitkegeln · Bowling. (0191) Von G. Bocsai, 72 S., mit über 80 Abbildungen, kartoniert. — DM/Fr **5.80** / S **49,–**

Beliebte und neue Kegelspiele (0271) Von Georg Bocsai, 92 S., 62 Abbildungen, kartoniert. — DM/Fr **4.80** / S **39,–**

Pool-Billard (0484) Herausgegeben vom Deutschen Pool-Billard-Bund, von Manfred Bach, Karl-Werner Kühn, 88 S., mit über 80 Abbildungen, kartoniert. — DM/Fr **7.80** / S **65,–**

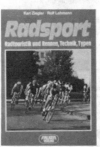 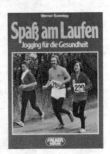

Radsport Radtouristik und Rennen, Technik, Typen. (0550) Von Karl Ziegler und Rolf Lehmann, 120 S., 55 Abbildungen, kartoniert. — DM/Fr **9.80** / S **78,–**

Roller-Skating Roller-Jogging · Disco-Rolling. (0518) Von Christa-Maria und Richard Kerler, 80 S., 64 s/w-Fotos, 15 Zeichnungen, kartoniert. — DM/Fr **7.80** / S **65,–**

Die Erben Lilienthals Sportfliegen heute (4054) Von Günter Brinkmann, 240 S., 32 Farbtafeln, 176 s/w-Fotos, 33 Zeichnungen, gebunden. — DM/Fr **39,–** / S **312,–**

Sportschießen für jedermann. (0502) Von Anton Kovacic, 124 S. 116 s/w-Fotos, kartoniert. — DM/Fr **14.80** / S **118,–**

Isometrisches Training Übungen für Muskelkraft und Entspannung. (0529) Von Lothar M. Kirsch, 140 S., 164 s/w-Fotos, kartoniert. — DM/Fr **9.80** / S **78,–**

Spaß am Laufen Jogging für die Gesundheit. (0470) Von Werner Sonntag, 128 S., 36 Abbildungen, kartoniert. — DM/Fr **6.80** / S **55,–**

Falken-Handbuch Schach Das Handbuch für Anfänger und Könner. (4051) Von Theo Schuster, 360 S., über 340 Diagramme, gebunden. — DM/Fr **26,–** / S **208,–**

Einführung in das Schachspiel (0104) Von W. Wollenschläger und K. Colditz, 92 S., 65 Diagramme, kartoniert. — DM/Fr **5.80** / S 49,–

Spielend Schach lernen (2002) Von Theo Schuster, 128 S., kartoniert. — DM/Fr **6.80** / S 55,–

Schach für Fortgeschrittene Taktik und Probleme des Schachspiels. (0219) Von Rudolf Teschner, 96 S., 85 Schachdiagramme, kartoniert. — DM/Fr **5.80** / S 49,–

Schach-WM '81 Karpow – Kortschnoi. Mit ausführlichem Kommentar zu allen Partien. (0583) Von Großmeister H. Pfleger, O. Borik, 179 S., zahlreiche Diagramme und Fotos, kartoniert. — DM/Fr **16.80** / S 134,–

Schach dem Weltmeister Karpow (0433) Von Theo Schuster, 164 S., 19 Abbildungen, 83 Diagramme, kartoniert. — DM/Fr **12.80** / S 98,–

Neue Schacheröffnungen (0478) Von Theo Schuster, 108 S., 100 Diagramme, kartoniert. — DM/Fr **8.80** / S 70,–

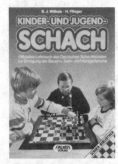

Kinder- und Jugendschach Offizielles Lehrbuch zur Erringung der Bauern-, Turm- und Königsdiplome des Deutschen Schachbundes. (0561) Von B.J. Withuis und Dr. H. Pfleger, 144 S., 11 s/w-Fotos, 223 Abbildungen, kartoniert. — DM/Fr **12.80** / S 98,–

Schachstrategie Ein Intensivkurs mit Übungen und ausführlichen Lösungen. (0584) Von Alexander Koblenz, dt. Bearb. von Karl Colditz, ca. 144 S., ca. 130 Diagramme, kartoniert. Voraussichtl. Erscheinungstermin: April 1982. — ca.* DM/Fr **14.80** / S 118,–

Bodybuilding Anleitung zum Muskel- und Konditionstraining für sie und ihn. (0604) Von Reinhard Smolana, 160 S., 172 Fotos, kartoniert. — DM/Fr **9.80** / S 78,–

Walking Fit, schlank und gesund durch Sportgehen. (0602) Von Gary D. Yanker, ca. 112 S., ca. 50 Fotos, kartoniert. Voraussichtl. Erscheinungstermin: März 1982. — ca.* DM/Fr **9.80** / S 78,–

Budo

Budo-Lexikon 1700 Fachausdrücke fernöstlicher Kampfsportarten. (0383) Von Herbert Velte, 152 S., 95 Abbildungen, kartoniert. — DM/Fr **12.80** / S 98,–

Judo Grundlagen des Stand- und Bodenkampfes. (4013) Von Wolfgang Hofmann, 244 S., 589 Fotos, gebunden. — DM/Fr **29.80** / S 238,–

Neue Lehrmethoden der Judo-Praxis (0424) Von Pierre Herrmann, 223 S., 475 Abbildungen, kartoniert. — DM/Fr **16.80** / S 134,–

Judo Grundlagen – Methodik. (0305) Von Mahito Ohgo, 208 S., 1025 Fotos, kartoniert. — DM/Fr **14.80** / S 118,–

Wir machen Judo (5069) Von Riccardo Bonfranchi und Ulrich Klocke, 92 S., mit Bewegungsabläufen in cartoonartigen zweifarbigen Zeichnungen, kartoniert. — DM/Fr **12.80** / S 98,–

Fußwürfe für Judo, Karate und Selbstverteidigung. (0439) Von Hayward Nishioka, übersetzt von Hans-Jürgen Hesse, 96 S., 260 Abbildungen, kartoniert. — DM/Fr **9.80** / S 78,–

Das Karate-Buch-Ereignis seit Jahren! Alles Wissen über KARATE – diese hohe Kunst der Selbstverteidigung – erscheint in einer 8bändigen Buchserie.

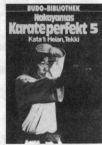

Nakayamas Karate perfekt 1 Einführung. (0487) Von Masatoshi Nakayama, 136 S., 605 s/w-Fotos, kartoniert. — DM/Fr **19.80** / S 158,–

Nakayamas Karate perfekt 2 Grundtechniken. (0512) Von Masatoshi Nakayama, 136 S., 354 s/w-Fotos, 53 Zeichnungen, kartoniert. — DM/Fr **19.80** / S 158,–

Nakayamas Karate perfekt 3 Kumite 1: Kampfübungen. (0538) Von Masatoshi Nakayama, 128 S., 424 s/w-Fotos, kartoniert. — DM/Fr **19.80** / S 158,–

Nakayamas Karate perfekt 4 Kumite 2: Kampfübungen. (0547) Von Masatoshi Nakayama, 128 S., 394 s/w-Fotos, kartoniert. — DM/Fr **19.80** / S 158,–

Nakayamas Karate perfekt 5 Kata 1: Heian, Tekki. (0571) Von Masatoshi Nakayama, 144 S., 1229 s/w-Fotos, kartoniert. — DM/Fr **19.80** / S 158,–

Nakayamas Karate perfekt 6 Kata 2: Bassai-Dai, Kanku-Dai. (0600) Von Masotoshi Nakayama, Übers. Hans-Jürgen Hesse, 144 S., ca. 1300 Fotos, kartoniert. — DM/Fr **19.80** / S 158,–

Karate für Frauen und Mädchen Sport und Selbstverteidigung. (0425) Von Albrecht Pflüger, 168 S., 259 s/w-Fotos, kartoniert. — DM/Fr **9.80** / S 78,–

Karate I Einführung · Grundtechniken (0227) Von Albrecht Pflüger, 148 S., 195 s/w-Fotos und Zeichnungen, kartoniert. — DM/Fr **9.80** / S 78,–

Karate II Kombinationstechniken · Katas. (0239) Von Albrecht Pflüger, 176 S., 452 s/w-Fotos und Zeichnungen, kartoniert. — DM/Fr **9.80** / S 78,–

Karate-Do Das Handbuch des modernen Karate. (4028) Von Albrecht Pflüger, 360 S., 1159 Abbildungen, gebunden. — DM/Fr **29.80** / S 238,–

Karate für alle Karate-Selbstverteidigung in Bildern. (0314) Von Albrecht Pflüger, 112 S., 356 s/w-Fotos, kartoniert. — DM/Fr **8.80** / S 70,–

Kontakt-Karate Ausrüstung · Technik · Training. (0396) Von Albrecht Pflüger, 112 S., 238 s/w-Fotos, kartoniert. — DM/Fr **12.80** / S 98,–

Der König des Kung-Fu Bruce Lee Sein Leben und Kampf. (0392) Von seiner Frau Linda. Deutsch von W. Nottrodt, 136 S., 104 s/w-Fotos, mit großem Bruce-Lee-Poster, kartoniert. — DM/Fr **19.80** / S 158,–

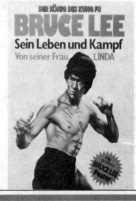

Bo-Karate Kukishin-Ryu – die Techniken des Stockkampfes. (0447) Von Georg Stiebler, 176 S., 424 s/w-Fotos, 38 Zeichnungen, kartoniert.
DM/Fr **16.80**
S 134,–

Bruce Lees Jeet Kune Do (0440) Von Bruce Lee übersetzt von Hans-Jürgen Hesse, 192 S., mit 105 eigenhändigen Zeichnungen von Bruce Lee, kartoniert.
DM/Fr **19.80**
S 158,–

Bruce Lees Kampfstil 1 Grundtechniken. (0473) Von Bruce Lee und M. Uyehara, 109 S., 220 Abbildungen, kartoniert.
DM/Fr **9.80**
S 78,–

Bruce Lees Kampfstil 2 Selbstverteidigungstechniken. (0486) Von Bruce Lee und M. Uyehara, 128 S., 310 Abbildungen, kartoniert.
DM/Fr **9.80**
S 78,–

Bruce Lees Kampfstil 3 Trainingslehre. (0503) Von Bruce Lee und M. Uyehara, 112 S., 246 Abbildungen, kartoniert.
DM/Fr **9.80**
S 78,–

Bruce Lees Kampfstil 4 Kampftechniken. (0523) Von Bruce Lee und M. Uyehara, 104 S., 211 Abbildungen, kartoniert.
DM/Fr **9.80**
S 78,–

Kung-Fu und Tai-Chi Grundlagen und Bewegungsabläufe. (0367) Von Bruce Tegner, 182 S., 370 s/w-Fotos, kartoniert.
DM/Fr **14.80**
S 118,–

Kung-Fu II Theorie und Praxis klassischer und moderner Stile. (0376) Von Manfred Pabst, 160 S., 330 Abbildungen, kartoniert.
DM/Fr **12.80**
S 98,–

Shaolin-Kempo – Kung-Fu Chinesisches Karate im Drachenstil. (0395) Von Ronald Czerni und Klaus Konrad, 236 S., 723 Abbildungen, kartoniert.
DM/Fr **19.80**
S 158,–

Ju-Jutsu Grundtechniken – Moderne Selbstverteidigung. (0276) Von Werner Heim und Franz B. Gresch, 160 S., 460 s/w-Fotos, kartoniert.
DM/Fr **9.80**
S 78,–

Ju-Jutsu 2 für Fortgeschrittene und Meister. (0378) Von Werner Heim und Franz B. Gresch, 164 S., 798 s/w-Fotos, kartoniert.
DM/Fr **19.80**
S 158,–

Ju-Jutsu 3 Spezial-, Gegen- und Weiterführungstechniken. (0485) Von Werner Heim und Franz B. Gresch, 214 S., über 600 s/w-Fotos, kartoniert.
DM/Fr **19.80**
S 158,–

Nunchaku Waffe · Sport · Selbstverteidigung. (0373) Von Albrecht Pflüger, 144 S., 247 Abbildungen, kartoniert.
DM/Fr **16.80**
S 134,–

Shuriken · Tonfa · Sai Stockfechten und andere bewaffnete Kampfsportarten aus Fernost. (0397) Von Andreas Schulz, 96 S., 253 s/w-Fotos, kartoniert.
DM/Fr **12.80**
S 98,–

Illustriertes Handbuch des Taekwon-Do Koreanische Kampfkunst und Selbstverteidigung. (4053) Von Konstantin Gil, 248 S., 1026 Abbildungen, gebunden.
DM/Fr **29.80**
S 238,–

Taekwon-Do Koreanischer Kampfsport. (0347) Von Konstantin Gil, 152 S., 408 Abbildungen, kartoniert.
DM/Fr **12.80**
S 98,–

Aikido Lehren und Techniken des harmonischen Weges. (0537) Von Rolf Brand, 280 S., 697 Abbildungen, kartoniert.
DM/Fr **19.80**
S 158,–

Hap Ki Do Grundlagen und Techniken koreanischer Selbstverteidigung. (0379) Von Kim Sou Bong, 112 S., 153 Abbildungen, kartoniert.
DM/Fr **14.80**
S 118,–

Dynamische Tritte Grundlagen für den Zweikampf. (0438) Von Chong Lee, übersetzt von Manfred Pabst, 96 S., 398 s/w-Fotos, 10 Zeichnungen, kartoniert.
DM/Fr **9.80**
S 78,–

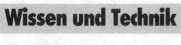

Wissen und Technik

Antiquitäten-(Ver)führer Stilkunde – Wert – Echtheitsbestimmung. (5057) Von Margot Lutze, 128 S., 191 Farbfotos, Pappband.
DM/Fr **19.80**
S 158,–

Heiße Öfen Motorräder · Motorsport. (5008) Von Horst Briel, 64 S., 63 Farbfotos, Pappband.
DM/Fr **12.80**
S 98,–

Dampflokomotiven (4204) Von Werner Jopp, 96 S., 134 großformatige Farbfotos, Pappband.
DM/Fr **24.80**
S 198,–

Der Sklave Calvisius Alltag in einer römischen Provinz 150 n. Chr. (4058) Von Alice Ammermann, Tilmann Röhrig, Gerhard Schmidt, 120 S., 99 Farbfotos und farbige Zeichnungen, 47 s/w-Fotos und Zeichnungen, Pappband.
DM/Fr **19.80**
S 158,–

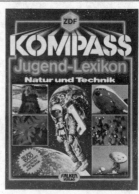

ZDF · ORF · DRS KOMPASS Jugend-Lexikon (4096) Von Richard Kerler, Jochen Blum, unter Mitarbeit von Ursula Kopp, 336 S., 766 Farbfotos, 39 s/w-Fotos und Zeichnungen, Pappband.
DM/Fr **29.80**
S 238,–

Freizeit mit dem Mikroskop (0291) Von Martin Deckart, 132 S., 69 s/w-Fotos, 4 Zeichnungen, kartoniert.
DM/Fr **9.80**
S 78,–

Die schnellsten Motorboote der Welt (4210) Von Hans G. Isenberg, 96 S., 104 großformatige Farbfotos, Pappband.
DM/Fr **24.80**
S 198,–

Keine Angst vorm Fliegen (0463) Von Rudolf Braunburg und R.J. Pieritz, 159 S., 15 Farbtafeln, 68 s/w-Fotos, kartoniert.
DM/Fr **12.80**
S 98,–

Die tollsten Motorflugzeuge aller Zeiten (4208) Von Richard J. Höhn und Hans G. Isenberg, 96 S., 86 großformatige Farbfotos, Pappband.
DM/Fr **19.80**
S 158,–

Zivilflugzeuge Vom Kleinflugzeug zum Überschall-Jet. (4218) Von Richard J. Höhn und Hans G. Isenberg, 96 S., 115 großformatige Farbfotos, Pappband.
DM/Fr **19.80**
S 158,–

Die schnellsten Autos der Welt (4201) Von Hans G. Isenberg, und Dirk Maxeiner, 96 S., 110 meist vierfarbige Abbildungen, Pappband.
DM/Fr **19.80**
S 158,–

CB-Code Wörterbuch und Technik. (0435) Von Richard Kerler, 120 S., mit technischen Abbildungen, kartoniert.
DM/Fr **7.80**
S 65,–

Die rasantesten Rallyes der Welt (4213) Von Hans G. Isenberg und Dirk Maxeiner, 96 S., 116 großformatige Farbfotos, Pappband.
DM/Fr **19.80**
S 158,–

Auto-Rallyes für jedermann Planen – ausrichten – mitfahren. (0457) Von Rüdiger Hagelberg, 104 S., kartoniert.
DM/Fr **9.80**
S 78,–

Raketen auf Rädern Autos und Motorräder an der Schallgrenze. (4220) Von Hans G. Isenberg, 96 S., 112 großformatige Farbfotos, 21 s/w-Fotos, Pappband.
DM/Fr **19.80**
S 158,–

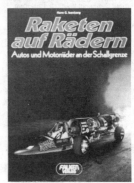

Motorrad-Hits Chopper, Tribikes, Heiße Öfen (4221) Von Hans Georg Isenberg, 96 S., über 120 Farbfotos, Pappband. — DM/Fr 24.80 / S 198,–

Die schnellsten Motorräder der Welt (4206) Von Hans G. Isenberg und Dirk Maxeiner, 96 S., 100 großformatige Farbfotos, Pappband. — DM/Fr 19.80 / S 158,–

Energie aus Sonne, Wasser, Wind und Eis Alles über Wärmedämmung, Wärmepumpen, Sonnendächer und andere Systeme. (0552) Von Volker Petzold, 216 S., 124 Abbildungen, kartoniert. — DM/Fr 16.80 / S 134,–

Pflanzen, Garten, Tiere

Faszination Berg zwischen Alpen und Himalaya. (4214) Von Toni Hiebeler, 96 S., 100 großformatige Farbfotos, Pappband. — DM/Fr 22.80 / S 182,–

Die bunte Welt der Wiesenblumen (4217) Von Friedrich Jantzen, 96 S., 121 großformatige Farbfotos, Pappband. — DM/Fr 19.80 / S 158,–

Gefährdete und geschützte Pflanzen erkennen und benennen. (0596) Von Wieland Schnedler und Karl Wolfstetter, 160 S., ca. 120 Farbfotos, kartoniert. Voraussichtl. Erscheinungstermin: März 1982. — ca.* DM/Fr 19.80 / S 158,–

Großes Kräuter- und Gewürzbuch (4026) Von Heinz Görz, 584 S., 40 Farbtafeln, 152 Abbildungen, gebunden. — DM/Fr 36,– / S 288,–

Gesundes Leben im Naturgarten So wird man erfolgreicher Bio-Gärtner. (4124) Von Norbert Jorek, 136 S., ca. 75 Fotos, kartoniert. Voraussichtl. Erscheinungstermin: März 1982. — ca.* DM/Fr 12.80 / S 98,–

Arzneikräuter und Wildgemüse erkennen und benennen. (0459) Von Jörg Raithelhuber, 144 S., 108 Farbfotos, kartoniert. — DM/Fr 14.80 / S 118,–

Die farbige Kräuterfibel (0245) Von Ingrid Gabriel, 196 S., 49 farbige und 97 s/w-Abbildungen, Pappband. — DM/Fr 14.80 / S 118,–

Bäume und Sträucher erkennen und benennen. (0509) Von Jörg Raithelhuber, 116 S., 108 Farbfotos, kartoniert. — DM/Fr 16.80 / S 134,–

Beeren und Waldfrüchte erkennen und benennen. eßbar oder giftig? (0401) Von Jörg Raithelhuber, 120 S., 94 Farbfotos, kartoniert. — DM/Fr 16.80 / S 134,–

Falken-Handbuch Pilze Mit über 250 Farbfotos und Rezepten. (4061) Von Martin Knoop, 276 S., 250 Farbfotos, 28 Zeichnungen, gebunden. — DM/Fr 36,– / S 288,–

Pilze erkennen und benennen. (0380) Von Jörg Raithelhuber, 136 S., 110 Farbfotos, kartoniert. — DM/Fr 14.80 / S 118,–

Falken-Handbuch Der Garten Das moderne illustrierte Standardwerk. (4044) Von Gerhard Bambach, unter Mitarbeit von Ulrich Kaiser, Wolfgang Velte und Joachim Zech, 854 S., 46 Farbtafeln, 972 s/w-Fotos, 85 Zeichnungen, gebunden. — DM/Fr 46,– / S 368,–

Das Gartenjahr Arbeitsplan für draußen und drinnen. (4075) Von Gerhard Bambach, 152 S., 16 Farbtafeln, viele Abbildungen, kartoniert. — DM/Fr 12.80 / S 98,–

Gärtnern (5004) Von Inge Manz, 64 S., 38 Farbfotos, Pappband. — DM/Fr 11.80 / S 94,–

Steingärten Anlage – Pflanzen – Pflege. (5092) Von Martin Haberer, 64 S., 90 Farbfotos, Pappband. — DM/Fr 12.80 / S 98,–

Gartenteiche und Wasserspiele planen, anlegen und pflegen. (4083) Von Horst R. Sikora, 160 S., 16 Farbtafeln, über 100 Skizzen und Abbildungen, Pappband. — DM/Fr 29.80 / S 238,–

Ziersträucher und -bäume im Garten (5071) Von Inge Manz, 64 S., 91 Farbfotos, Pappband. — DM/Fr 12.80 / S 98,–

Blumenpracht im Garten (5014) Von Inge Manz, 64 S., 93 Farbfotos, Pappband. — DM/Fr 12.80 / S 98,–

Rosen Arten – Pflanzung – Pflege. (5065) Von Inge Manz, 64 S., 60 Farbfotos, Pappband. — DM/Fr 11.80 / S 94,–

Frühbeet und Kleingewächshaus (5055) Von Gustav Schoser, 64 S., 43 Farbfotos, Pappband. — DM/Fr 12.80 / S 98,–

Gemüse und Kräuter frisch und gesund aus eigenem Anbau. (5024) Von Mechthild Hahn, 64 S., 71 Farbfotos, Pappband. — DM/Fr 12.80 / S 98,–

Der Obstgarten Pflanzung · Pflege · Baumschnitt · Neuheiten. (5100) Von Joachim Zech, 64 S., 54 Farbfotos, Pappband. — DM/Fr 12.80 / S 98,–

Balkons in Blütenpracht zu allen Jahreszeiten. (5047) Von Nikolaus Uhl, 64 S., 82 Farbfotos, Pappband. — DM/Fr 12.80 / S 98,–

Grabgestaltung Bepflanzung und Pflege zu jeder Jahreszeit. (5120) Von Nikolaus Uhl, 64 S., 77 Farbfotos, 2 Zeichnungen, Pappband. — DM/Fr 14.80 / S 118,–

Bonsai Japanische Miniaturbäume und Miniaturlandschaften. Anzucht, Gestaltung und Pflege. (4091) Von Benedikt Lesniewicz, 160 S., 106 Farbfotos, 46 s/w-Fotos, 115 Zeichnungen, gebunden. — DM/Fr 58,– / S 549,–

Falken-Handbuch Zimmerpflanzen 1600 Pflanzenporträts. (4082) Von Rolf Blaich, 432 S., 480 Farbfotos, 84 Zeichnungen, 1600 Pflanzenbeschreibungen, gebunden. — DM/Fr 39,– / S 312,–

Zimmerpflanzen in Farbe. (5010) Von Inge Manz, 64 S., 98 Farbfotos, Pappband. — DM/Fr 11.80 / S 94,–

Zimmerbäume, Palmen und andere Blattpflanzen (5111) Von Gustav Schoser, 96 S., 98 Farbfotos, 7 Zeichnungen, Pappband. — DM/Fr 16.80 / S 134,–

Hydrokultur Pflanzen ohne Erde – mühelos gepflegt. (4080) Von Hans-August Rotter, 120 S., 67 farbige und s/w-Abbildungen sowie Zeichnungen, gebunden. — DM/Fr 19.80 / S 158,–

Blütenpracht in Grolit 2000 Der neue, mühelose Weg zu farbenprächtigen Zimmerpflanzen. (5127) Von Gabriele Vocke, 64 S., 50 Farbfotos, Pappband. — DM/Fr 9.80 / S 78,–

Faszinierende Formen und Farben Kakteen (4211) Von Katharina und Franz Schild, 96 S., 127 großformatige Farbfotos, Pappband. — DM/Fr 19.80 / S 158,–

Kakteen Herkunft, Anzucht, Pflege, Klimabedingungen. (5021) Von Werner Hoffmann, 64 S., 70 Farbfotos, Pappband. — DM/Fr 11.80 / S 94,–

Fibel für Kakteenfreunde (0199) Von H. Herold, 102 S., 8 Farbtafeln, kartoniert. — DM/Fr 7.80 / S 65,–

Kakteen und andere Sukkulenten 300 Arten mit über 500 Farbfotos (4116) Von Günter Andersohn, ca. 320 S., gebunden, mit vierfarbigem Schutzumschlag. Voraussichtl. Erscheinungstermin: März 1982. — ca.* DM/Fr 36,– / S 288,–

Sukkulenten Mittagsblumen, Lebende Steine, Wolfsmilchgewächse u.a. (5070) Von Werner Hoffmann, 64 S., 82 Farbfotos, Pappband. — DM/Fr 11.80 / S 94,–

Orchideen (4215) Von Gustav Schoser, 96 S., 143 großformatige Farbfotos, Pappband. — DM/Fr **24.80** S 198,–

Orchideen Eigenart – Schnittblumen – Topfkultur – Pflege. (5038) Von Gustav Schoser, 64 S., 75 Farbfotos, Pappband. — DM/Fr **14.80** S 118,–

Sag's mit Blumen Pflege und Arrangieren von Schnittblumen. (5103) Von Peter Möhring, ca. 64 S., ca. 70 Farbfotos, Pappband. Voraussichtl. Erscheinungstermin: 1. Halbjahr 82 — ca.* DM/Fr **9.80** S 78,–

Ikebana Einführung in die japanische Kunst des Blumensteckens. (0548) Von Gabriele Vocke, 152 S., 47 Farbfotos, kartoniert. — DM/Fr **19.80** S 158,–

Blumengestecke im Ikebanastil (5041) Von Gabriele Vocke, 64 S., 37 Farbfotos, viele Zeichnungen, kartoniert. — DM/Fr **14.80** S 118,–

Dauergestecke mit Zweigen, Trocken- und Schnittblumen. (5121) Von Gabriele Vocke, 64 S., ca. 50 Farbfotos, Pappband. Voraussichtl. Erscheinungstermin: 1. Halbjahr 82 — ca.* DM/Fr **14.80** S 118,–

Schmetterlinge Tagfalter Mitteleuropas erkennen und benennen. (0510) Von Thomas Ruckstuhl, 156 S., 136 Farbfotos, kartoniert. — DM/Fr **16.80** S 134,–

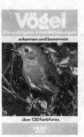
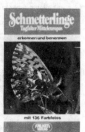

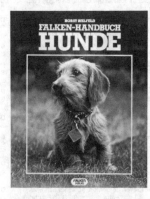

Insekten Mitteleuropas erkennen und benennen. (0588) Von Helmut Bechtel, ca. 144 S., ca. 120 Farbfotos, 15 Zeichnungen, kartoniert. Voraussichtl. Erscheinungstermin: März 1982. — ca.* DM/Fr **16.80** S 134,–

Ponys Rassen, Haltung, Pflege. (4205) Von Stefan Braun, 96 S., 84 großformatige Farbfotos, Pappband. — DM/Fr **19.80** S 158,–

Dinosaurier und andere Tiere der Urzeit. (4219) Von Gerolf Alschner, 96 S., 81 großformatige Farbzeichnungen, 4 s/w-Fotos, Pappband. — DM/Fr **19.80** S 158,–

Süßwasser-Aquaristik Exotische Welt im Glas. (5080) Von Lothar Scheller, 64 S., 67 Farbfotos und Zeichnungen, Pappband. — DM/Fr **14.80** S 118,–

Das Süßwasser-Aquarium Einrichtung – Pflege – Fische – Pflanzen (0153) Von H.J. Mayland, 132 S., 163 Zeichnungen, 8 Farbtafeln, kartoniert. — DM/Fr **8.80** S 70,–

Aquarienfische des tropischen Süßwassers. (5003) Von Hans J. Mayland, 64 S., 98 Farbfotos, Pappband. — DM/Fr **12.80** S 98,–

Das Meerwasser-Aquarium Einrichtung – Pflege – Fische und niedere Tiere. (0281) Von Hans J. Mayland, 146 S., 30 farbige und 228 s/w-Abbildungen, kartoniert. — DM/Fr **14.80** S 118,–

Falken-Handbuch Hunde (4118) Von Horst Bielfeld, 176 S., 222 Farbfotos und Farbzeichnungen, gebunden. — DM/Fr **39,–** S 312,–

Hunde Rassen · Erziehung · Haltung. (4209) Von Horst Bielfeld, 96 S., 101 großformatige Farbfotos, Pappband. — DM/Fr **19.80** S 158,–

Das neue Hundebuch Rassen · Aufzucht · Pflege. (0009) Von W. Busack, überarbeitet von Dr. med. vet. A.H. Hacker, 104 S., viele Abbildungen, kartoniert. — DM/Fr **8.80** S 70,–

Falken-Handbuch Der Deutsche Schäferhund (4077) Von Ursula Förster, 228 S., 160 farbige und s/w-Abbildungen sowie Zeichnungen, gebunden. — DM/Fr **29.80** S 238,–

Der Deutsche Schäferhund (0073) Von Alfred Hacker, 104 S., 24 Abbildungen, kartoniert. — DM/Fr **7.80** S 65,–

Dackel, Teckel, Dachshund Aufzucht · Pflege · Ausbildung. (0508) Von Marianne Wein-Gysae, 112 S., 4 Farbtafeln, 43 s/w-Fotos, 2 Zeichnungen, kartoniert. — DM/Fr **9.80** S 78,–

Hunde-Ausbildung Verhalten – Gehorsam – Abrichtung. (0346) Von Prof. Dr. R. Menzel, 96 S., 18 Fotos, kartoniert. — DM/Fr **7.80** S 65,–

Hundekrankheiten Erkennung und Behandlung · Steuerung des Sexualverhaltens. (0570) Von Dr. med. vet. Rolf Spangenberg, 128 S., 68 s/w-Fotos, 10 Zeichnungen, kartoniert. — DM/Fr **9.80** S 78,–

Ziervögel in Haus und Voliere. Arten – Verhalten – Pflege. (0377) Von Horst Bielfeld, 144 S., 32 Farbfotos, kartoniert. — DM/Fr **9.80** S 78,–

Papageien und Sittiche Arten · Pflege · Sprechunterricht. (0591) Von Horst Bielfeld, ca. 112 S., über 30 Farbfotos, kartoniert. Voraussichtl. Erscheinungstermin: April 1982. — ca.* DM/Fr **9.80** S 78,–

Vögel Die wichtigsten Arten Mitteleuropas. Erkennen und benennen. (0554) Von Joachim Zech, 152 S., 135 Farbfotos, 4 s/w-Fotos, 5 Zeichnungen, kartoniert. — DM/Fr **16.80** S 134,–

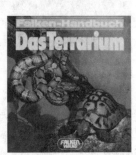

Falken-Handbuch Das Terrarium (4069) Von Burkhard Kahl, Paul Gaupp, Dr. Günter Schmidt, 336 S., 215 Farbfotos, gebunden. — DM/Fr **48,–** S 384,–

Katzen Rassen · Haltung · Pflege. (4216) Von Brigitte Eilert-Overbeck, 96 S., 82 großformatige Farbfotos, Pappband. — DM/Fr **19.80** S 158,–

Das neue Katzenbuch Rassen – Aufzucht – Pflege. (0427) Von Brigitte Eilert-Overbeck, 136 S., 14 Farbfotos, ca. 120 s/w-Fotos, kartoniert. — DM/Fr **8.80** S 70,–

Das Aquarium Einrichtung, Pflege und Fische für Süß- und Meerwasser. (4029) Von Hans J. Mayland, 334 S., über 415 Farbfotos und Farbtafeln, 150 Zeichnungen, gebunden. — DM/Fr **39,–** S 312,–

Süßwasser-Aquarienfische (4212) Von Burkhard Kahl, 96 S., 108 großformatige Farbfotos, Pappband. — DM/Fr **22.80** S 182,–

Essen und Trinken

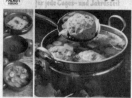

Kochen, was allen schmeckt 1700 Koch- und Backrezepte für jede Gelegenheit. (4098) Von Anneliese und Gerhard Eckert, 796 S., 60 Farbtafeln, Pappband. — DM/Fr 19.80 / S 158,–

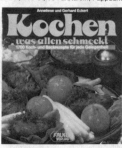

Max Inzingers 111 beste Rezepte (4041) Von Max Inzinger, 124 S., 35 Farbtafeln, kartoniert. — DM/Fr 19.80 / S 158,–

Omas Küche und unsere Küche heute (4089) Von J. Peter Lemcke, 160 S., 8 Farbtafeln, 95 Zeichnungen, Pappband. — DM/Fr 24.80 / S 198,–

Der lachende Feinschmecker Fred Metzlers Rezepte mit Pointen. (0475) Von Fred Metzler, 136 S., mit Zeichnungen von Ferry Ahrlé, Pappband. — DM/Fr 12.80 / S 98,–

Was koche ich heute? Neue Rezepte für Fix-Gerichte. (0608) Von Annette Badelt-Vogt, 112 S., 16 Farbtafeln, kartoniert. — DM/Fr 9.80 / S 78,–

Kulinarische Genüsse für Verliebte (4071) Von Claus Arius, 128 S., 16 Farbtafeln, gebunden. — DM/Fr 24.80 / S 198,–

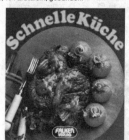

Schnelle Küche (4095) Von Anneliese und Gerhard Eckert, 136 S., 15 Farbtafeln, 61 Zeichnungen, kartoniert. — DM/Fr 9.80 / S 78,–

Kochen für 1 Person Rationell wirtschaften, abwechslungsreich und schmackhaft zubereiten. (0586) Von M. Nicolin, ca. 144 S., 8 Farbtafeln, 12 Zeichnungen, kartoniert. Voraussichtl. Erscheinungstermin: März 1982. — ca.* DM/Fr 9.80 / S 78,–

Die besten Eintöpfe und Aufläufe (5079) Von Anneliese und Gerhard Eckert, 64 S., 49 Farbfotos, Pappband. — DM/Fr 11.80 / S 94,–

Kalte und warme Vorspeisen einfach · herzhaft · raffiniert. (5045) Von Karin Iden, 64 S., 43 Farbfotos, Pappband. — DM/Fr 12.80 / S 98,–

Süße Nachspeisen (0601) Von Petra Lohmann, ca. 96 S., 8 Farbtafeln, kartoniert. Voraussichtl. Erscheinungstermin: März 1982. — ca.* DM/Fr 7.80 / S 65,–

Nudelgerichte – lecker, locker, leicht zu kochen. (0466) Von Christiane Stephan, 80 S., 8 Farbtafeln, kartoniert. — DM/Fr 6.80 / S 55,–

Weltmeister-Soßen Die Krönung der feinen Küche. (0357) Von Giovanni Cavestri, 100 S., 14 Farbtafeln, kartoniert. — DM/Fr 9.80 / S 78,–

Köstliche Suppen für jede Tages- und Jahreszeit. (5122) Von Elke Fuhrmann, 64 S., 38 Farbfotos, Pappband. — DM/Fr 11.80 / S 94,–

Desserts (5020) Von Margrit Gutta, 64 S., 38 Farbfotos, Pappband. — DM/Fr 12.80 / S 98,–

Gesund kochen wasserarm · fettfrei · aromatisch. (4060) Von Margrit Gutta, 240 S., 16 Farbtafeln, Pappband. — DM/Fr 19.80 / S 158,–

Alternativ essen Die gesunde Sojaküche. (0553) Von Uwe Kolster, 112 S., 8 Farbtafeln, kartoniert. — DM/Fr 9.80 / S 78,–

Gesunde Kost aus dem Römertopf (0442) Von Jutta Kramer, 128 S., 8 Farbtafeln, 13 Zeichnungen, kartoniert. — DM/Fr 7.80 / S 65,–

Ganz und gar mit Mikrowellen (4094) Von Tina Peters, 208 S., 24 Farbtafeln, 12 Zeichnungen, Pappband. — DM/Fr 29.80 / S 238,–

Das neue Mikrowellen-Kochbuch (0434) Von Hermann Neu, 64 S., 4 Farbtafeln, kartoniert. — DM/Fr 5.80 / S 49,–

Kochen und backen im Heißluftherd Vorteile, Gebrauchsanleitung, Rezepte. (0516) Von Katharina Kölner, 72 S., 8 Farbtafeln, kartoniert. — DM/Fr 7.80 / S 65,–

Schnell gekocht – gut gekocht mit vielen Rezepten für Schnellkochtöpfe und Schnellbratpfannen. (0265) Von Irmgard Pérsy, 96 S., 8 Farbtafeln, kartoniert. — DM/Fr 7.80 / S 65,–

Das neue Fritieren geruchlos, schmackhaft und gesund. (0365) Von Petra Kühne, 96 S., 8 Farbtafeln, kartoniert. — DM/Fr 7.80 / S 65,–

Hobby-Kochbuch für Tiefkühlkost (0302) Von Ruth Vollmer-Ruprecht, 104 S., 8 Farbtafeln, kartoniert. — DM/Fr 8.80 / S 70,–

Alles über Einkochen, Einlegen, Einfrieren Gesund und herzhaft. (4055) Von Birgit Müller, 152 S., 16 Farbtafeln, kartoniert. — DM/Fr 12.80 / S 98,–

Einkochen nach allen Regeln der Kunst. (0405) Von Birgit Müller, 96 S., 8 Farbtafeln kartoniert. — DM/Fr 6.80 / S 55,–

Natursammlers Kochbuch Wildfrüchte und -gemüse, Pilze, Kräuter – finden und zubereiten. (4040) Von Christa-Maria Kerler, 140 S., 12 Farbtafeln, gebunden. — DM/Fr 19.80 / S 158,–

Kräuter- und Heilpflanzen-Kochbuch für eine gesunde Lebensweise. (4066) Von Pia Pervenche, 143 S., 15 Farbtafeln, kartoniert. — DM/Fr 12.80 / S 98,–

Miekes Kräuter- und Gewürzkochbuch (0323) Von Irmgard Persy und Klaus Mieke, 96 S., 8 Farbtafeln, kartoniert. — DM/Fr 6.80 / S 55,–

Wildgerichte einfach bis raffiniert. (5115) Von Margrit Gutta, 64 S., 43 Farbfotos, Pappband. — DM/Fr 12.80 / S 98,–

Wild und Geflügel (4056) Von Christine Schönherr, 256 S., 122 großformatige Farbfotos, gebunden. — DM/Fr 48,– / S 384,–

Geflügel Die besten Rezepte aus aller Welt. (5050) Von Margrit Gutta, 64 S., 32 Farbfotos, Pappband. — DM/Fr 12.80 / S 98,–

Grillen – drinnen und draußen. (4047) Von Claus Arius, 152 S., 30 Farbtafeln, kartoniert. — DM/Fr 12.80 / S 98,–

Grillen Fleisch · Fisch · Beilagen · Soßen. (5001) Von Elke Fuhrmann, 64 S., 38 Farbfotos, Pappband. — DM/Fr 11.80 / S 94,–

Die neue Grillküche Garen und backen im Quarz-Grill. (0419) Von Marianne Bormio, 80 S., 8 Farbtafeln, kartoniert. — DM/Fr 7.80 / S 65,–

Raffinierte Steaks und andere Fleischgerichte. (5043) Von Gerhard Eckert, 64 S., 37 Farbfotos, Pappband. — DM/Fr 12.80 / S 98,–

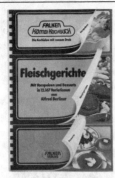

Falken-Kombi-Kochbuch Die Kochidee mit neuem Dreh **Fleischgerichte** (4099) Von Alfred Berliner, 48 S., 69 Farbfotos, Spiralbindung, Pappband.
DM/Fr **19.80**
S 158,-

Fischküche kalt und warm · mild und herzhaft. (5052) Von Heidrun Gebhardt, 64 S., 36 Farbfotos, Pappband.
DM/Fr **12.80**
S 98,-

Chinesisch kochen Rezepte für die häusliche Küche. (5011) Von Karl-Heinz Haß, 64 S., 36 Farbfotos, Pappband.
DM/Fr **11.80**
S 94,-

Chinesisch kochen mit dem WOK-Topf und dem Mongolen-Topf. (0557) Von Christiane Korn, 64 S., 8 Farbtafeln, kartoniert.
DM/Fr **7.80**
S 65,-

Dänische Küche Nordische Tafelfreuden. (5086) Von Holger Hofmann, 64 S., 39 Farbfotos, Pappband.
DM/Fr **11.80**
S 94,-

Deutsche Spezialitäten (5025) Von R. Piwitt, 64 S., 37 Farbfotos, Pappband.
DM/Fr **11.80**
S 94,-

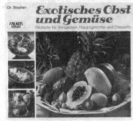

Exotisches Obst und Gemüse Rezepte für Vorspeisen, Hauptgerichte und Desserts. (5114) Von Christiane Stephan, 64 S., 58 Farbfotos, Pappband.
DM/Fr **12.80**
S 98,-

Französisch kochen (5016) Von Margrit Gutta, 64 S., 35 Farbfotos, Pappband.
DM/Fr **11.80**
S 94,-

Italienische Küche (5026) Von Margrit Gutta 64 S., 35 Farbfotos, Pappband.
DM/Fr **12.80**
S 98,-

Japanische Küche schmackhaft und bekömmlich. (5087) Von Hiroko Toi, 64 S., 36 Farbfotos, Pappband.
DM/Fr **12.80**
S 98,-

Nordische Küche Speisen und Getränke von der Küste. (5082) Von Jutta Kürtz, 64 S., 44 Farbfotos, Pappband.
DM/Fr **11.80**
S 94,-

Ostasiatische Küche schmackhaft und bekömmlich. (5066) Von Taki Sozuki, 64 S., 39 Farbfotos, Pappband.
DM/Fr **11.80**
S 94,-

Portugiesische Küche und Weine Kulinarische Reise durch Portugal. (0607) Von Enrique Kasten, ca. 96 S., 16 Farbtafeln, kartoniert. Voraussichtl. Erscheinungstermin: Februar 1982.
ca.*
DM/Fr **9.80**
S 78,-

Köstliche Pizzas, Toasts, Pasteten (5081) Von Anneliese und Gerhard Eckert, 64 S., 48 Farbfotos, Pappband.
DM/Fr **11.80**
S 94,-

Raffinierte Rezepte mit Oliven (5119) Von Lutz Helger, 64 S., 53 Farbfotos, 4 Zeichnungen, Pappband.
DM/Fr **14.80**
S 118,-

Fondues und fritierte Leckerbissen. (0471) Von Stefanie Stein, 80 S., 8 Farbtafeln, kartoniert.
DM/Fr **6.80**
S 55,-

Fondues (5006) Von Eva Exner, 64 S., 50 Farbfotos, Pappband.
DM/Fr **11.80**
S 94,-

Der schön gedeckte Tisch (5005) Von Rolf Stender, 64 S., 60 Farbfotos, Pappband.
DM/Fr **11.80**
S 94,-

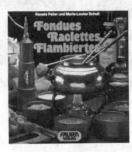

Fondues · Raclettes · Flambiertes (4081) Von Renate Peiler und Marie-Louise Schult, 136 S., 15 Farbtafeln, 28 Zeichnungen, kartoniert.
DM/Fr **12.80**
S 98,-

Rezepte rund um Raclette und Hobby-Rechaud (0420) Von Jack W. Hochscheid, 72 S., 8 Farbtafeln, kartoniert.
DM/Fr **7.80**
S 65,-

Neue, raffinierte Rezepte mit dem Raclettegrill (0558) Von Lutz Helger, 56 S., 8 Farbtafeln, kartoniert.
DM/Fr **7.80**
S 65,-

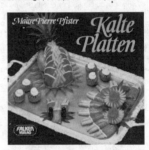

Kalte Platten (4064) Von Maître Pierre Pfister, 240 S., 135 großformatige Farbfotos, gebunden.
DM/Fr **48,-**
S 384,-

Kalte Platten – Kalte Büfetts (5015) Von Margrit Gutta, 64 S., 34 Farbfotos, Pappband.
DM/Fr **11.80**
S 94,-

Kleine Kalte Küche für Alltag und Feste. (5097) Von Anneliese und Gerhard Eckert, 64 S., 45 Farbfotos, Pappband.
DM/Fr **11.80**
S 94,-

Kalte Happen und Partysnacks. (5029) Von Dolly Peters, 64 S., 35 Farbfotos, Pappband.
DM/Fr **11.80**
S 94,-

Salate (4119) Von Christine Schönherr, 240 S., 115 Farbfotos, gebunden, mit vierfarbigem Schutzumschlag. Voraussichtl. Erscheinungstermin: März 1982.
ca.*
DM/Fr **48,-**
S 384,-

Salate für alle Gelegenheiten. (5002) Von Elke Fuhrmann, 64 S., 47 Farbfotos, Pappband.
DM/Fr **11.80**
S 94,-

88 köstliche Salate Erprobte Rezepte mit Pfiff. (0222) Von Christine Schönherr, 104 S., 8 Farbtafeln, kartoniert.
DM/Fr **8.80**
S 70,-

Kuchen und Torten (5067) Von Klaus Groth, 64 S., 42 Farbfotos, Pappband.
DM/Fr **11.80**
S 94,-

Schönes Hobby: Backen Erprobte Rezepte mit modernen Backformen. (0451) Von Elke Blome, 96 S., 8 Farbtafeln, kartoniert.
DM/Fr **6.80**
S 55,-

Kleingebäck Plätzchen · Kekse · Guetzli. (5089) Von Margrit Gutta, 64 S., 50 Farbfotos, Pappband.
DM/Fr **11.80**
S 94,-

Waffeln süß und pikant. (0522) Von Christiane Stephan, 64 S., 4 Farbtafeln, kartoniert.
DM/Fr **6.80**
S 55,-

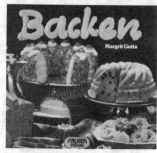

Gesundheit und Schönheit

Die Frau als Hausärztin (4072) Von Dr. med. Anna Fischer-Dückelmann, 808 S., 16 Farbtafeln, 174 s/w-Fotos, 238 Zeichnungen, gebunden. DM/Fr 58,– / S 460,–

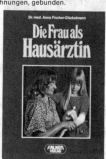

Backen (4113) Von Margrit Gutta, 240 S., 123 Farbfotos, gebunden. DM/Fr 48,– / S 384,–

Brotspezialitäten backen und kochen. (5088) Von Jack W. Hochscheid und Lutz Helger, 64 S., 50 Farbfotos, Pappband. DM/Fr 11.80 / S 94,–

Selbst Brotbacken Über 50 erprobte Rezepte. (0370) Von Jens Schiermann, 80 S., 6 Zeichnungen, 4 Farbtafeln, kartoniert. DM/Fr 6.80 / S 55,–

Mixen mit und ohne Alkohol (5017) Von Holger Hofmann, 64 S., 35 Farbfotos, Pappband. DM/Fr 11.80 / S 94,–

Cocktails und Mixereien (0075) Von Jonny Walker, 104 S., 25 Zeichnungen, kartoniert. DM/Fr 6.80 / S 55,–

Neue Cocktails und Drinks mit und ohne Alkohol. (0517) Von Siegfried Späth, 128 S., 4 Farbtafeln, Pappband. DM/Fr 9.80 / S 78,–

Rund um den Rum Von der Feuerzangenbowle zum Karibiksteak. (5053) Von Holger Hofmann, 64 S., 32 Farbfotos, Pappband. DM/Fr 12.80 / S 98,–

Die besten Punsche, Grogs und Bowlen (0575) Von Friedel Dingden, 64 S., 2 Farbtafeln, kartoniert. DM/Fr 6.80 / S 55,–

Kaffee für Genießer (0492) Von Christiane Barthel, 88 S., 8 Farbtafeln, kartoniert. DM/Fr 6.80 / S 55,–

Heiltees und Kräuter für die Gesundheit (4123) Von Gerhard Leibold, ca. 136 S., 15 Farbtafeln, kartoniert. Voraussichtl. Erscheinungstermin: März 1982. ca.* DM/Fr 12.80 / S 98,–

Der praktische Hausarzt (4100) Von Dr. med. R. Jäkel, 608 S., 201 s/w-Fotos, 118 Zeichnungen, gebunden. DM/Fr 24.80 / S 198,–

Das große Hausbuch der Naturheilkunde (4052) Von Gerhard Leibold, 386 S., 18 Farbfotos, 8 s/w-Fotos, 196 Zeichnungen, gebunden. DM/Fr 34,– / S 272,–

Autogenes Training Anwendung · Heilwirkungen · Methoden. (0541) Von Rolf Faller, 128 S., 3 Zeichnungen, kartoniert. DM/Fr 9.80 / S 78,–

Eigenbehandlung durch Akupressur Heilwirkungen – Energielehre – Meridiane. (0417) Von Gerhard Leibold, 152 S., 78 Abbildungen, kartoniert. DM/Fr 9.80 / S 78,–

Hypnose und Autosuggestion Methoden – Heilwirkungen – praktische Beispiele. (0483) Von Gerhard Leibold, 116 S., kartoniert. DM/Fr 7.80 / S 65,–

Tanz und Spiele für Bewegungsbehinderte Ein Anfängerkurs für alle, die mitmachen wollen. Empfohlen vom Bundesverband für Tanztherapie e.V. (0581) Von Wally Kaechele, 96 S., 105 s/w-Fotos, 9 Zeichnungen, kartoniert, Spiralbindung. DM/Fr 19.80 / S 158,–

Die Brot-Diät ein Schlankheitsplan ohne Extreme. (0452) Von Prof. Dr. Erich Menden und Waltraute Aign, 92 S., 8 Farbtafeln, kartoniert. DM/Fr 6.80 / S 55,–

Neue Rezepte für Diabetiker-Diät Vollwertig-abwechslungsreich-kalorienarm (0418) Von Monika Oehlrich, 120 S., 8 Farbtafeln, kartoniert. DM/Fr 9.80 / S 78,–

Wer schlank ist, lebt gesünder Tips und Rezepte zum Schlankwerden und -bleiben. (0562) Von Renate Mainer, 80 S., 8 Farbtafeln, kartoniert. DM/Fr 7.80 / S 65,–

Die 4444-Joule-Diät Schlankessen mit Genuß. (0530) Von Hans J. Fahrenkamp, 160 S., 8 Farbtafeln, kartoniert. DM/Fr 9.80 / S 78,–

Rohkost abwechslungsreich · schmackhaft · gesund. (5044) Von Ingrid Gabriel, 64 S., 40 Farbfotos, Pappband. DM/Fr 12.80 / S 98,–

Alles mit Joghurt tagfrisch selbstgemacht mit vielen Rezepten. (0382) Von Gerda Volz, 88 S., 8 Farbtafeln, kartoniert. DM/Fr 7.80 / S 65,–

Falken-Handbuch Heilkräuter Modernes Lexikon der Pflanzen und Anwendungen. (4076) Von Gerhard Leibold, 392 S., 183 Farbfotos, gebunden. DM/Fr 36,– / S 288,–

Kalorien – Joule Eiweiß · Fett · Kohlenhydrate tabellarisch nach gebräuchlichen Mengen. (0374) Von Marianne Bormio, 88 S., kartoniert. DM/Fr 4.80 / S 39,–

Schönheitspflege Kosmetische Tips für jeden Tag. (0493) Von Heide Zander, 180 S., 25 Abbildungen, kartoniert. DM/Fr 7.80 / S 65,–

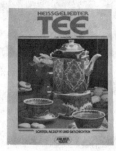

Heißgeliebter Tee Sorten, Rezepte und Geschichten. (4114) Von Curt Maronde, 153 S., 16 Farbtafeln, 93 Zeichnungen, gebunden. DM/Fr 24.80 / S 198,–

Tee für Genießer Sorten · Riten · Rezepte. (0356) Von Marianne Nicolin, 64 S., 4 Farbtafeln, kartoniert. DM/Fr 5.80 / S 49,–

Tee Herkunft · Mischungen · Rezepte. (0515) Von Sonja Ruske, 96 S., 4 Farbtafeln, viele Abbildungen, Pappband. DM/Fr 9.80 / S 78,–

10 Minuten täglich Tele-Gymnastik (5102) Von Beate Manz und Kafi Biermann, 128 S., 381 Abbildungen, kartoniert. — DM/Fr **12.80** / S 98,-

Gesund und fit durch Gymnastik (0366) Von Hannelore Pilss-Samek, 132 S., 150 Abbildungen, kartoniert. — DM/Fr **7.80** / S 65,-

Yoga für jeden (0341) Von Kareen Zebroff, 156 S., 135 Abbildungen, kartoniert. — DM/Fr **20.-** / S 160,-

Gesundheit und Spannkraft durch Yoga (0321) Von Lothar Frank und Ursula Ebbers, 112 S., 50 s/w-Fotos, kartoniert. — DM/Fr **7.80** / S 65,-

Yoga gegen Haltungsschäden und Rückenschmerzen (0394) Von Alois Raab, 104 S., 215 Abbildungen, kartoniert. — DM/Fr **6.80** / S 55,-

Briefsteller

Moderne Korrespondenz (4014) Von Hans Kirst und Wolfgang Manekeller, 568 S., gebunden. — DM/Fr **39,-** / S 312,-

Der neue Briefsteller (0060) Von I. Wolter-Rosendorf, 112 S., kartoniert. — DM/Fr **5.80** / S 49,-

Geschäftliche Briefe des Privatmanns, Handwerkers und Kaufmanns. (0041) Von Alfred Römer, 96 S., kartoniert. — DM/Fr **5.80** / S 49,-

Behördenkorrespondenz Musterbriefe – Anträge – Einsprüche. (0412) Von Elisabeth Ruge, 120 S., kartoniert. — DM/Fr **6.80** / S 55,-

Musterbriefe für alle Gelegenheiten. (0231) Herausgegeben von Olaf Fuhrmann, 240 S., kartoniert. — DM/Fr **9.80** / S 78,-

Privatbriefe Muster für alle Gelegenheiten. (0114) Von Irmgard Wolter-Rosendorf, 132 S., kartoniert. — DM/Fr **6.80** / S 55,-

Worte und Briefe der Anteilnahme (0464) Von Elisabeth Ruge, 128 S., mit vielen Abbildungen, kartoniert. — DM/Fr **6.80** / S 55,-

Großes Buch der Reden und Ansprachen für jeden Anlaß. (4009) Herausgegeben von F. Sicker, 454 S., Lexikonformat, gebunden. — DM/Fr **39,-** / S 312,-

Die Redekunst · Rhetorik · Rednererfolg (0076) Von Kurt Wolter, überarbeitet von Dr. W. Tappe, 80 S., kartoniert. — DM/Fr **4.80** / S 39,-

Festreden und Vereinsreden Ansprachen für festliche Gelegenheiten. (0069) Von K. Lehnhoff und E. Ruge, 88 S., kartoniert. — DM/Fr **4.80** / S 39,-

In Anerkennung Ihrer..., Lob und Würdigung in Briefen und Reden (0535) Von Hans Friedrich, 136 S., kartoniert. — DM/Fr **7.80** / S 65,-

Erfolgreiche Kaufmannspraxis Wirtschaftliche Grundlagen, Geld, Kreditwesen, Steuern, Betriebsführung, Recht, EDV. (4046) Von Wolfgang Göhler, Herbert Gölz, Manfred Heibel, Dr. Detlev Machenheimer, mit einem Vorwort von Dr. Karl Obermayr, 544 S., gebunden. — DM/Fr **34,-** / S 272,-

Erfolgreiche Bewerbungsbriefe und Bewerbungsformen. (0138) Von W. Manekeller, 88 S., kartoniert. — DM/Fr **4.80** / S 39,-

Die erfolgreiche Bewerbung Bewerbung und Vorstellung. (0173) Von Wolfgang Manekeller, 156 S., kartoniert. — DM/Fr **8.80** / S 70,-

Lebenslauf und Bewerbung Beispiele für Inhalt, Form und Aufbau. (0428) Von Hans Friedrich, 112 S., kartoniert. — DM/Fr **5.80** / S 49,-

Zeugnisse im Beruf richtig schreiben richtig verstehen. (0544) Von Hans Friedrich, 112 S., kartoniert. — DM/Fr **9.80** / S 78,-

Fortbildung und Beruf

Schülerlexikon der Mathematik Formeln, Übungen und Begriffserklärungen für die Klassen 5-10. (0430) Von Robert Müller, 176 S., 96 Zeichnungen, kartoniert. — DM/Fr **9.80** / S 78,-

Mathematische Formeln für Schule und Beruf Mit Beispielen und Erklärungen. (0499) Von Robert Müller, 156 S., 210 Zeichnungen, kartoniert. — DM/Fr **9.80** / S 78,-

Rechnen aufgefrischt für Schule und Beruf. (0100) Von Helmut Rausch, 144 S., kartoniert. — DM/Fr **6.80** / S 55,-

Buchführung leicht gefaßt. Ein Leitfaden für Handwerker und Gewerbetreibende. (0127) Von H.R. Pohl, 104 S., kartoniert. — DM/Fr **7.80** / S 65,-

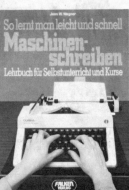

So lernt man leicht und schnell Maschinenschreiben (0568) Lehrbuch für Selbstunterricht und Kurse. Von Jean W. Wagner, 80 S., 31 s/w-Fotos, 36 Zeichnungen, kartoniert, Pappband. — DM/Fr **19.80** / S 158,-

Maschinenschreiben durch Selbstunterricht Teil 1. (0170) Von A. Fonfara, 84 S., mit vielen Abbildungen, kartoniert. — DM/Fr **5.80** / S 49,-

Maschinenschreiben durch Selbstunterricht Teil 2. (0252) Von Hanns Kaus, 84 S., kartoniert. — DM/Fr **5.80** / S 49,-

Stenografie – leicht gemacht im Kursus oder Selbstunterricht. (0266) Von Hanns Kaus, 64 S., kartoniert. — DM/Fr **5.80** / S 49,-

Mehr Erfolg in der Schule und Beruf Besseres Deutsch mit Übungen und Beispielen für: Rechtschreibung, Diktate, Zeichensetzung, Stil, Briefe, Fremdwörter, Reden. (4115) Von Kurt Schreiner, 444 S., 7 s/w-Fotos, 27 Zeichnungen, Pappband. — DM/Fr **29.80** / S 238,-

Richtiges Deutsch Rechtschreibung · Zeichensetzung · Grammatik · Stilkunde. (0551) Von Kurt Schreiner, 128 S., kartoniert. — DM/Fr **9.80** / S 78,-

Aufsätze besser schreiben Förderkurs für die Klassen 4-10. (0429) Von Kurt Schreiner, 144 S., 4 s/w-Fotos, 27 Zeichnungen, kartoniert. — DM/Fr **9.80** / S 78,-

Diktate besser schreiben Übungen zur Rechtschreibung für die Klassen 4-8. (0469) Von Kurt Schreiner, 149 S., kartoniert. — DM/Fr **9.80** / S 78,-

Glückwünsche

Großes Buch der Glückwünsche (0255) Herausgegeben von Olaf Fuhrmann, 240 S., 64 Zeichnungen und viele Gestaltungsvorschläge, kartoniert. — DM/Fr **9.80** / S 78,-

Neue Glückwunschfibel für Groß und Klein. (0156) Von Reneé Christian-Hildebrandt, 96 S., kartoniert. — DM/Fr **4.80** / S 39,-

Glückwunschverse für Kinder (0277) Von Bettina Ulrici, 80 S., kartoniert. — DM/Fr **4.80** / S 39,-

Verse fürs Poesiealbum (0241) Von Irmgard Wolter, 96 S., mit vielen Abbildungen, kartoniert. — DM/Fr **4.80** / S 39,-

Rosen, Tulpen, Nelken... Beliebte Verse fürs Poesiealbum (0431) Von Waltraud Pröve, 96 S., mit Faksimile-Abbildungen, kartoniert. — DM/Fr **5.80** / S 49,-

Von der Verlobung zur Goldenen Hochzeit Vorbereitung · Festgestaltung · Glückwünsche. (0393) Von Elisabeth Ruge, 120 S., kartoniert. — DM/Fr **6.80** / S 55,-

Hochzeitszeitungen Muster, Tips und Anregungen. (0288) Von Hans-Jürgen-Winkler, mit vielen Text- und Gestaltungsanregungen, 116 S., 15 Abbildungen, 1 Musterzeitung, kartoniert. — DM/Fr **6.80** / S 55,-

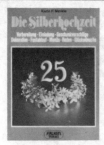
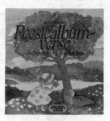
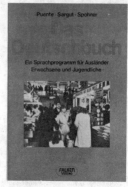

Die Silberhochzeit Vorbereitung · Einladung · Geschenkvorschläge · Festablauf · Menüs · Reden · Glückwünsche. (0542) Von Karin F. Merkle, 120 S., 41 Zeichnungen, kartoniert. — DM/Fr 9.80 / S 78,–

Poesiealbumverse Heiteres und Besinnliches. (0578) Von Anne Göttling, 112 S., 20 Abbildungen, Pappband. — DM/Fr 14.80 / S 118,–

Kindergedichte zur Grünen, Silbernen und Goldenen Hochzeit (0318) Von Hans-Jürgen Winkler, 104 S., 20 Abbildungen, kartoniert. — DM/Fr 5.80 / S 49,–

Ins Gästebuch geschrieben (0576) Von Kurt H. Trabeck, 96 S., 24 Zeichnungen, kartoniert. — DM/Fr 7.80 / S 65,–

Trinksprüche, Richtsprüche, Gästebuchverse (0224) Von Dieter Kellermann, 80 S., kartoniert. — DM/Fr 4.80 / S 39,–

Deutsch für Ausländer

Deutsch für Ausländer im Selbstunterricht Ausgabe für Spanier (0253) Von Juan Manuel Puente und Ernst Richter, 136 S., 62 Zeichnungen, kartoniert. — DM/Fr 9.80 / S 78,–

Ausgabe für Italiener (0254) Von Italo Nadalin und Ernst Richter, 156 S., 62 Zeichnungen, kartoniert. — DM/Fr 9.80 / S 78,–

Ausgabe für Jugoslawen (0261) Von I. Hladek und Ernst Richter, 132 S., 62 Zeichnungen, kartoniert. — DM/Fr 9.80 / S 78,–

Ausgabe für Türken (0262) Von B.I. Rasch und Ernst Richter, 136 S., 62 Zeichnungen, kartoniert. — DM/Fr 9.80 / S 78,–

Deutsch – Ihre neue Sprache. Grundbuch (0327) Von H.J. Demetz und J.M. Puente, 204 S., mit über 200 Abbildungen, kartoniert. — DM/Fr 14.80 / S 118,–

Glossar Italienisch (0329) Von H.J. Demetz und J.M. Puente, 74 S., kartoniert. — DM/Fr 9.80 / S 78,–

In gleicher Ausstattung:
Glossar Spanisch (0330) — DM/Fr 9.80 / S 78,–

Glossar Serbokroatisch (0331) — DM/Fr 9.80 / S 78,–

Glossar Türkisch (0332) — DM/Fr 9.80 / S 78,–

Glossar Arabisch (0335) — DM/Fr 9.80 / S 78,–

Glossar Englisch (0336) — DM/Fr 9.80 / S 78,–

Glossar Französisch (0337) — DM/Fr 9.80 / S 78,–

Deutsch – Ihre neue Sprache (0339) 2 Kompakt-Kassetten. — DM/Fr 36,– / S 288,–

Das Deutschbuch Ein Sprachprogramm für Ausländer, Erwachsene und Jugendliche. Autorenteam: Juan Manuel Puente, Hans-Jürgen Demetz, Sener Sargut, Marianne Spohner.

Grundbuch Jugendliche (4915) Von Puente, Demetz, Sargut, Spohner, Hirschberger, Kersten, von Stolzenwaldt, 256 S., durchgehend zweifarbig, kartoniert. — DM/Fr 19.80 / S 158,–

Grundbuch Erwachsene (4901) Von Puente, Demetz, Sargut, Spohner, 292 S., durchgehend zweifarbig, kartoniert. — DM/Fr 24.80 / S 198,–

Arbeitsheft zum Grundbuch Erwachsene und Jugendliche. (4903) Von Puente, Demetz, Sargut, Spohner, 160 S., durchgehend zweifarbig, kartoniert. — DM/Fr 16.80 / S 134,–

Aufbaukurs (4902) Von Puente, Sargut, Spohner, 230 S., durchgehend zweifarbig, kartoniert. — DM/Fr 22.80 / S 182,–

Lehrerhandbuch Grundbuch Erwachsene (4904) 144 S., kartoniert. — DM/Fr 14.80 / S 118,–

Lehrerhandbuch Grundbuch Jugendliche (4929) 120 S., kartoniert. — DM/Fr 14.80 / S 118,–

Lehrerhandbuch Aufbaukurs (4930) 64 S., kartoniert. — DM/Fr 9.80 / S 78,–

Glossare Erwachsene.
Türkisch (4906) 100 S., kartoniert. — DM/Fr 9.80 / S 78,–

Englisch (4912) 100 S., kartoniert. — DM/Fr 9.80 / S 78,–

Französisch (4911) 104 S., kartoniert. — DM/Fr 9.80 / S 78,–

Spanisch (4909) 98 S., kartoniert. — DM/Fr 9.80 / S 78,–

Italienisch (4908) 100 S., kartoniert. — DM/Fr 9.80 / S 78,–

Serbokroatisch (4914) 100 S., kartoniert. — DM/Fr 9.80 / S 78,–

Griechisch (4907) 102 S., kartoniert. — DM/Fr 9.80 / S 78,–

Portugiesisch (4910) 100 S., kartoniert. — DM/Fr 9.80 / S 78,–

Polnisch (4913) 102 S., kartoniert. — DM/Fr 9.80 / S 78,–

Arabisch (4905) 100 S., kartoniert. — DM/Fr 9.80 / S 78,–

Glossare Jugendliche
Türkisch (4927) 105 S., kartoniert. — DM/Fr 9.80 / S 78,–

In Vorbereitung Glossare Jugendliche: Italienisch, Spanisch, Serbokroatisch, Griechisch.

Tonband Grundbuch Erwachsene (4916) Ø 18 cm. — DM/Fr 125,– / S 1000,–

Tonband Grundbuch Jugendliche (4917) Ø 18 cm. — DM/Fr 125,– / S 1000,–

Tonband Aufbaukurs (4918) Ø 18 cm. — DM/Fr 125,– / S 1000,–

Tonband Arbeitsheft (4919) Ø 18 cm. — DM/Fr 89,– / S 712,–

Kassetten Grundbuch Erwachsene (4920) 2 St. à 90 min. Laufzeit. — DM/Fr 39,– / S 312,–

Kassetten Grundbuch Jugendliche (4921) 2 St. à 90 min. Laufzeit. — DM/Fr 39,– / S 312,–

Kassetten Aufbaukurs (4922) 2 St. à 90 min. Laufzeit. — DM/Fr 39,– / S 312,–

Kassette Arbeitsheft (4923) 60 min. Laufzeit. — DM/Fr 19.80 / S 158,–

Overheadfolien Grundbuch Erwachsene (4924) 60 St.	DM/Fr **159,–** S 1270,–
Overheadfolien Grundbuch Jugendliche (4925) 59 St.	DM/Fr **159,–** S 1270,–
Overheadfolien Aufbaukurs (4931) 54 St.	DM/Fr **159,–** S 1270,–
Diapositive Grundbuch Erwachsene (4926) 300 St.	DM/Fr **398,–** S 3184,–
Bildkarten zum Grundbuch Jugendliche und Erwachsene, (4928) 200 St.	DM/Fr **159,–** S 1270,–

Denksport

Denksport und Schnickschnack für Tüftler und fixe Köpfe. (0362) Von Jürgen Barto, 100 S., 45 Abbildungen, kartoniert.	DM/Fr **6.80** S 55,–
Quiz Mehr als 1500 ernste und heitere Fragen aus allen Gebieten. (0129) Von R. Sautter und W. Pröve, 92 S., 9 Zeichnungen, kartoniert.	DM/Fr **5.80** S 49,–
Der große Rätselknacker Über 100.000 Rätselfragen. (4022) Zusammengestellt von H.J. Winkler, 544 S., kartoniert.	DM/Fr **19.80** S 158,–
Großes Rätsel-ABC (0246) Von H. Schiefelbein, 416 S., Pappband.	DM/Fr **16.80** S 134,–
Rätsel lösen – ein Vergnügen Ein Lexikon für Rätselfreunde. (0182) Von Erich Maier, 240 S., kartoniert.	DM/Fr **9.80** S 78,–
Der Würfel Lösungswege (0565) Von Josef Trajber, 144 S., 887 Diagramme, kartoniert.	DM/Fr **6.80** S 55,–
Als Pappband.	DM/Fr **12.80** S 98,–

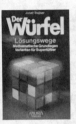
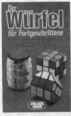
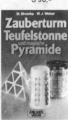

Der Würfel für Fortgeschrittene Neue Züge · Neue Muster · 3-D-Logik. Mit Lösungswegen für Walzenwürfel und Teufelstonne. (0590) Von Josef Trajber, 144 S., 879 Diagramme, kartoniert.	DM/Fr **6.80** S 55,–
Zauberturm, Teufelstonne und magische Pyramide (0606) Von Michael Mrowka, Wolfgang Weber, 128 S., 525 Zeichnungen, kartoniert.	DM/Fr **6.80** S 55,–
Die Zauberschlange (0609) Von Michael Balfour, 96 S., 170 Zeichnungen, kartoniert.	DM/Fr **6.80** S 55,–
Rätselspiele, Quiz- und Scherzfragen für gesellige Stunden. (0577) Von K.H. Schneider, 168 S., über 100 Abbildungen, Pappband.	DM/Fr **16.80** S 134,–
Rate mal Scherzfragen, Ratespiele und -geschichten. (2023) Von Felicitas Buttig, 112 S., 19 Zeichnungen, kartoniert.	DM/Fr **9.80** S 78,–
Knobeleien und Denksport (2019) Von Klas Rechberger, 142 S., mit vielen Zeichnungen, kartoniert.	DM/Fr **7.80** S 65,–

Geselligkeit

Die schönsten Wander- und Fahrtenlieder (0462) Herausgegeben von Franz R. Miller, empfohlen vom Deutschen Sängerbund, 80 S., mit Noten und Zeichnungen, kartoniert.	DM/Fr **5.80** S 49,–
Die schönsten Volkslieder (0432) Herausgegeben von Dietmar Walther, 128 S., mit Noten und Zeichnungen, kartoniert.	DM/Fr **4.80** S 39,–
Die schönsten Berg- und Hüttenlieder (0514) Herausgegeben von Franz R. Miller, empfohlen vom Deutschen Sängerbund, 104 S., mit Noten und Zeichnungen, kartoniert.	DM/Fr **5.80** S 49,–
Wir lernen tanzen Standard- und lateinamerikanische Tänze. (0200) Von Ernst Fern, 168 S., 118 s/w-Fotos, 47 Zeichnungen, kartoniert.	DM/Fr **9.80** S 78,–
Tanzstunde 1 Die 11 Tänze des Welttanzprogramms. (5018) Von Gerd Hädrich, 120 S., 372 s/w-Fotos und Schrittskizzen, Pappband.	DM/Fr **15,–** S 120,–
Disco-Tänze (0491) Von Barbara und Felicitas Weber, 104 S., 104 Abbildungen, kartoniert.	DM/Fr **6.80** S 55,–
So tanzt man Rock'n'Roll Grundschritte · Figuren · Akrobatik. (0573) Von Wolfgang Steuer und Gerhard Marz, 224 S., 303 Abbildungen, kartoniert.	DM/Fr **16.80** S 134,–
Wir geben eine Party (0192) Von Elisabeth Ruge, 88 S., 8 Farbtafeln, 23 Zeichnungen, kartoniert.	DM/Fr **6.80** S 55,–
Neue Spiele für Ihre Party (2022) Von Gerda Blechner, 120 S., 54 Zeichnungen von Fee Buttig, kartoniert.	DM/Fr **7.80** S 65,–
Partytänze · Partyspiele (5049) Von Wally Kaechele, 94 S., 104 Farbfotos, herausgegeben von der „tanzillustrierten", Pappband.	DM/Fr **12.80** S 98,–
Lustige Tanzspiele und Scherztänze für Parties und Feste. (0165) Von E. Bäulke, 80 S., 53 Abbildungen, kartoniert.	DM/Fr **4.80** S 39,–
Der Gute Ton Ein moderner Knigge. (0063) Von Irmgard Wolter, 168 S., 38 Zeichnungen, kartoniert.	DM/Fr **7.80** S 65,–
Tischkarten und Tischdekorationen (5063) Von Gabriele Vocke, 64 S., 79 Farbfotos, Pappband.	DM/Fr **12.80** S 98,–
Reden zum Jubiläum Musteransprachen für viele Gelegenheiten. (0595) Von Günter Georg, ca. 96 S., kartoniert. Voraussichtl. Erscheinungstermin: März 1982.	ca.* DM/Fr **6.80** S 55,–

Humor

Vergnügliches Vortragsbuch (0091) Von Joseph Plaut, 192 S., kartoniert.	DM/Fr **7.80** S 65,–
Lachen, Witz und gute Laune Lustige Texte für Ansagen und Vorträge. (0149) Von Erich Müller, 104 S., 44 Abbildungen, kartoniert.	DM/Fr **6.80** S 55,–
Vergnügliche Sketche (0476) Von Horst Pillau, 96 S., mit lustigen Zeichnungen, kartoniert.	DM/Fr **6.80** S 55,–
Heitere Vorträge (0528) Von Erich Müller, 182 S., 14 Zeichnungen, kartoniert.	DM/Fr **9.80** S 78,–
Die große Lachparade Neue Texte für heitere Vorträge und Ansagen. (0188) Von Erich Müller, 108 S., kartoniert.	DM/Fr **6.80** S 55,–
So feiert man Feste fröhlicher Heitere Vorträge und Gedichte. (0098) Von Dr. Allos, 96 S., 15 Abbildungen, kartoniert.	DM/Fr **5.80** S 49,–
Fidelitas und Trallala Vorschläge zur Gestaltung fröhlicher Abende. (0120) Von Dr. Allos, 104 S., viele Abbildungen, kartoniert.	DM/Fr **7.80** S 65,–
Lustige Vorträge für fröhliche Feiern Sketche, Vorträge und Conferencen für Karneval und fröhliche Feste. (0284) Von Karl Lehnhoff, 96 S., kartoniert.	DM/Fr **6.80** S 55,–
Humor und Stimmung Ein heiteres Vortragsbuch. (0460) Von Günter Wagner, 112 S., kartoniert.	DM/Fr **6.80** S 55,–
Tolle Sachen zum Schmunzeln und Lachen Lustige Ansagen und Vorträge. (0163) Von Erich Müller, 92 S., kartoniert.	DM/Fr **6.80** S 55,–
Humor für jedes Ohr Fidele Sketche und Ansagen. (0157) Von Heinz Zink, 96 S., kartoniert.	DM/Fr **6.80** S 55,–
Sketche und spielbare Witze für bunte Abende und andere Feste. (0445) Von Hartmut Friedrich, 120 S., 7 Zeichnungen, kartoniert.	DM/Fr **6.80** S 55,–
Sketche Kurzspiele zu amüsanter Unterhaltung. (0247) Von Margarete Gering, 132 S., 16 Abbildungen, kartoniert.	DM/Fr **6.80** S 55,–

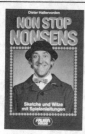 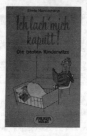

Non Stop Nonsens Sketche und Witze mit Spielanleitungen. (0511) Von Dieter Hallervorden, 160 S., gebunden. DM/Fr 14.80 / S 118,-

Dalli-Dalli-Sketche aus dem heiteren Ratespiel von und mit Hans Rosenthal. (0527) Von Horst Pillau, 144 S., 18 Zeichnungen, kartoniert. DM/Fr 9.80 / S 78,-

Gereimte Vorträge für Bühne und Bütt. (0567) Von Günter Wagner, 96 S., kartoniert. DM/Fr 7.80 / S 65,-

Narren in der Bütt Leckerbissen aus dem rheinischen Karneval. (0216) Zusammengestellt von Theo Lücker, 112 S., kartoniert. DM/Fr 6.80 / S 55,-

Rings um den Karneval Karnevalsscherze und Büttenreden. (0130) Von Dr. Allos, 136 S., kartoniert. DM/Fr 6.80 / S 55,-

Helau + Alaaf Närrisches aus der Bütt. (0304) Von Erich Müller, 112 S., kartoniert. DM/Fr 6.80 / S 55,-

Helau + Alaaf 2 Neue Büttenreden. (0477) Von Edmund Luft, 104 S., kartoniert. DM/Fr 7.80 / S 65,-

Damen in der Bütt Scherze, Büttenreden, Sketche. (0354) Von Traudi Müller, 136 S., kartoniert. DM/Fr 6.80 / S 55,-

Die besten Witze und Cartoons des Jahres 1 (0454) Herausgegeben von Karl Hartmann, 288 S., 125 Zeichnungen, gebunden. DM/Fr 14.80 / S 118,-

Die besten Witze und Cartoons des Jahres 2 (0488) Herausgegeben von Karl Hartmann, 288 S., 148 Zeichnungen, gebunden. DM/Fr 14.80 / S 118,-

Die besten Witze und Cartoons des Jahres 3 (0524) Herausgegeben von Karl Hartmann, 288 S., 105 Zeichnungen, Pappband. DM/Fr 14.80 / S 118,-

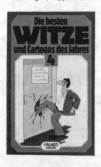 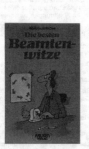

Die besten Witze und Cartoons des Jahres 4 (0579) Herausgegeben von Karl Hartmann, 288 S., 140 Zeichnungen, Pappband. DM/Fr 14.80 / S 118,-

Das große Buch der Witze (0384) Von E. Holz, 320 S., 36 Zeichnungen, gebunden. DM/Fr 16.80 / S 134,-

Witze am laufenden Band (0461) Von Fips Asmussen, 118 S., kartoniert. DM/Fr 5.80 / S 49,-

Witzig, witzig (0507) Von Erich Müller, 128 S., 16 Zeichnungen, kartoniert. DM/Fr 5.80 / S 49,-

Die besten Ärztewitze (0399) Zusammengestellt von Britta Zorn, 272 S., mit 42 Karikaturen von Ulrich Fleischhauer, gebunden. DM/Fr 14.80 / S 118,-

Die besten Beamtenwitze (0574) Herausgegeben von Waltraud Pröve, 112 S., 61 Cartoons, kartoniert. DM/Fr 5.80 / S 49,-

Horror zum Totlachen Gruselwitze (0536) Von Franz Lautenschläger, 96 S., 44 Zeichnungen, kartoniert. DM/Fr 5.80 / S 49,-

Ich lach mich kaputt! Die besten Kinderwitze (0545) Von Erwin Hannemann, 128 S., 15 Zeichnungen, kartoniert. DM/Fr 5.80 / S 49,-

Lach mit! Witze für Kinder, gesammelt von Kindern. (0468) Herausgegeben von Waltraud Pröve, 128 S., 17 Zeichnungen, kartoniert. DM/Fr 5.80 / S 49,-

Olympische Witze Sportlerwitze in Wort und Bild. (0505) Von Wolfgang Willnat, 112 S., 126 Zeichnungen, kartoniert. DM/Fr 5.80 / S 49,-

Lach mit den Schlümpfen (0610) Von Peyo, 64 S., ca. 100 Zeichnungen, kartoniert. DM/Fr 6.80 / S 55,-

Die besten Ostfriesenwitze (0495) Herausgegeben von Onno Freese, 112 S., 17 Zeichnungen, kartoniert. DM/Fr 5.80 / S 49,-

Die besten Tierwitze (0496) Herausgegeben von Peter Hartlaub und Silvia Pappe, 112 S., 25 Zeichnungen, kartoniert. DM/Fr 5.80 / S 49,-

Herrenwitze (0589) Von Georg Wilhelm, ca. 112 S., ca. 30 Zeichnungen, kartoniert. DM/Fr 5.80 / S 49,-

Fred Metzlers Witze mit Pfiff (0368) Von Fred Metzler, 120 S., kartoniert. DM/Fr 5.80 / S 49,-

O frivol ist mir am Abend Pikante Witze von Fred Metzler. (0388) Von Fred Metzler, 128 S., mit Karikaturen, kartoniert. DM/Fr 5.80 / S 49,-

Robert Lembkes Witzauslese (0325) Von Robert Lembke, 160 S., mit 10 Zeichnungen von E. Köhler, gebunden. DM/Fr 14.80 / S 118,-

Wilhelm-Busch-Album Jubiläumsausgabe mit 1700 farbigen Bildern. (3028) 408 S., Großformat, gebunden. DM/Fr 39,- / S 312,-

Spielen

Kartenspiele (2001) Von Claus D. Grupp, 144 S., kartoniert. DM/Fr 7.80 / S 65,-

Neues Buch der siebzehn und vier Kartenspiele (0095) Von Karl Lichtwitz, 96 S., kartoniert. DM/Fr 6.80 / S 55,-

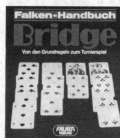

Falken-Handbuch Bridge Von den Grundregeln zum Turniersport. (4092) Von Wolfgang Voigt und Karl Ritz, 276 S., 792 Zeichnungen, gebunden. DM/Fr 39,- / S 312,-

Spielend Bridge lernen (2012) Von Josef Weiss, 108 S., kartoniert. DM/Fr 7.80 / S 65,-

Spieltechnik im Bridge (2004) Victor Mollo und Nico Gardener, deutsche Adaption von Dirk Schröder, 216 S., kartoniert. DM/Fr 16.80 / S 134,-

Besser Bridge spielen Reiztechnik, Spielverlauf und Gegenspiel. (2026) Von Josef Weiss, 143 S., mit vielen Diagrammen, kartoniert. DM/Fr 14.80 / S 118,-

Alles über Pokern Regeln und Tricks. (2024) Von Claus D. Grupp, 120 S., 29 Kartenbilder, kartoniert. DM/Fr 6.80 / S 55,-

Romeé und Canasta in allen Variationen. (2025) Von Claus D. Grupp, 124 S., 24 Zeichnungen, kartoniert. DM/Fr 7.80 / S 65,-

Schafkopf, Doppelkopf, Binokel, Cego, Gaigel, Jaß, Tarock und andere „Lokalspiele". (2015) Von Claus D. Grupp, 152 S., kartoniert. DM/Fr 9.80 / S 78,-

Gesellschaftsspiele für drinnen und draußen. (2006) Von Heinz Görz, 128 S., kartoniert.	DM/Fr 6.80 S 55,–
Spielen mit Rudi Carell 113 Spiele für Party und Familie. (2014) Von Rudi Carell, 160 S., 50 Abbildungen, gebunden.	DM/Fr 14.80 S 118,–
Spiele für Theke und Stammtisch (2021) Von Claus D. Grupp, 104 S., 27 Zeichnungen, kartoniert.	DM/Fr 6.80 S 55,–
Roulette richtig gespielt Systemspiele, die Vermögen brachten. (0121) Von M. Jung, 96 S., zahlreiche Tabellen, kartoniert.	DM/Fr 6.80 S 55,–
Glücksspiele mit Kugel, Würfel und Karten. (2013) Von Claus D. Grupp, 116 S., kartoniert.	DM/Fr 9.80 S 78,–
Würfelspiele für jung und alt. (2007) Von Friedrich Puss, 112 S., kartoniert.	DM/Fr 7.80 S 65,–
Mini-Spiele für unterwegs und überall. (2016) Von Irmgard Wolter, 152 S., kartoniert.	DM/Fr 9.80 S 78,–
Backgammon für Anfänger und Könner. (2008) Von G.W. Fink und G. Fuchs, 116 S., 41 Abbildungen, kartoniert.	DM/Fr 9.80 S 78,–
Dame Das Brettspiel in allen Variationen. (2028) Von Claus D. Grupp, 104 S., viele Diagramme, kartoniert.	DM/Fr 9.80 S 78,–
Das japanische Brettspiel GO (2020) Von Winfried Dörholt, 104 S., 182 Diagramme, kartoniert.	DM/Fr 9.80 S 78,–
Das Skatspiel Eine Fibel für Anfänger. (0206) Von Karl Lehnhoff, überarbeitet von P.A. Höfges, 96 S., kartoniert.	DM/Fr 5.80 S 49,–
Alles über Skat (2005) Von Günter Kirschbach, 144 S., kartoniert.	DM/Fr 8.80 S 70,–
Patiencen in Wort und Bild. (2003) Von Irmgard Wolter, 104 S., kartoniert.	DM/Fr 7.80 S 65,–
Kartentricks (2010) Von T.A. Rosee, 80 S., 13 Zeichnungen, kartoniert.	DM/Fr 6.80 S 55,–
Neue Kartentricks (2027) Von Klaus Pankow, 104 S., 20 Abbildungen, kartoniert.	DM/Fr 7.80 S 65,–
Mah-Jongg Das chinesische Glücks-, Kombinations- und Gesellschaftsspiel. (2030) Von Ursula Eschenbach, ca. 80 S., 25 Fotos, kartoniert.	DM/Fr 9.80 S 78,–
Falken-Handbuch **Zaubern** Über 400 verblüffende Tricks. (4063) Von Friedrich Stutz, 368 S., über 1200 Zeichnungen, gebunden.	DM/Fr 29.80 S 238,–
Zaubertricks Das große Buch der Magie. (0282) Von Jochen Zmeck, 244 S., 113 Abbildungen, kartoniert.	DM/Fr 14.80 S 118,–
Zaubern einfach – aber verblüffend. (2018) Von Dieter Bouch, 84 S., mit Zeichnungen, kartoniert.	DM/Fr 5.80 S 49,–

Kinderbeschäftigung

Das farbige Kinderlexikon von A-Z (4059) Herausgegeben von Felicitas Buttig, 392 S., 386 farbige Abbildungen, Pappband.	DM/Fr 29.80 S 238,–
Punkt, Punkt, Komma, Strich (0564) Zeichenstunden für Kinder. Von Hans Witzig, 144 S., über 250 Zeichnungen, kartoniert.	DM/Fr 6.80 S 55,–
Einmal grad und einmal krumm Zeichenstunden für Kinder. (0599) Von Hans Witzig, 144 S., ca. 500 Zeichnungen, kartoniert. Voraussichtl. Erscheinungstermin: März 1982.	ca.* DM/Fr 6.80 S 55,–
Scherzfragen, Drudel und Blödeleien gesammelt von Kindern. (0506) Herausgegeben von Waltraud Pröve, 112 S., 57 Zeichnungen, kartoniert.	DM/Fr 5.80 S 49,–
Kartenspiele für Kinder (0533) Von Claus D. Grupp, 136 S., 24 Abbildungen, kartoniert.	DM/Fr 6.80 S 55,–
Kinder lernen spielend backen (5110) Von Margrit Gutta, 64 S., 50 Farbfotos, Pappband.	DM/Fr 11.80 S 94,–
Kinder lernen spielend kochen (5096) Von Margrit Gutta, 64 S., 45 Farbfotos, Pappband.	DM/Fr 11.80 S 94,–
Lirum, Larum, Löffelstiel Ein Kinder-Kochbuch. (5007) Von Ingeborg Becker, 64 S., mit vielen farbigen Abbildungen, Spiralbindung.	DM/Fr 9.80 S 78,–
Kindespiele die Spaß machen. (2009) Von Helen Müller-Stein, 112 S., 28 Abbildungen, kartoniert.	DM/Fr 6.80 S 55,–
Spiele für Kleinkinder (2011) Von Dieter Kellermann, 80 S., kartoniert.	DM/Fr 5.80 S 49,–
Kinderfeste daheim und in Gruppen. (4033) Von Gerda Blecher, 240 S., 320 Abbildungen, gebunden.	DM/Fr 24.80 S 198,–
Kindergeburtstag Vorbereitung, Spiel und Spaß. (0287) Von Dr. Ilse Obrig, 104 S., 40 Abbildungen, 11 Zeichnungen, 9 Lieder mit Noten, kartoniert.	DM/Fr 5.80 S 49,–
Tipps und Tapps Maschinenschreib-Fibel für Kinder. (0274) Von Hanns Kaus, 48 S., farbige Abbildungen, kartoniert.	DM/Fr 5.80 S 49,–

Rat und Wissen für die ganze Familie

Advent und Weihnachten Basteln – Backen – Schmücken – Feiern. (4067) Von Margrit Gutta, Hanne Hangleiter, Felicitas Buttig, Ingeborg Rathmann, Gabriele Vocke, 152 S., 15 Farbtafeln, zahlreiche Abbildungen, kartoniert.	DM/Fr 12.80 S 98,–
Alterssicherung Vorsorge nach Maß. Renten-Versicherungen – Geld und Wertanlagen. (0532) Von Johannes Beuthner, 224 S., kartoniert.	DM/Fr 16.80 S 134,–
Die neue Lebenshilfe Biorhythmik Höhen und Tiefen der persönlichen Lebenskurven vorausberechnen und danach handeln. (0458) Von Walter A. Appel, 157 S., 63 Zeichnungen, Pappband.	DM/Fr 9.80 S 78,–
So deuten man Träume Die Bildersprache des Unbewußten. (0444) Von Georg Haddenbach, 160 S., Pappband.	DM/Fr 9.80 S 78,–
Sexualberatung (0402) Von Dr. Marianne Röhl, 168 S., 8 Farbtafeln, 17 Zeichnungen, Pappband.	DM/Fr 19.80 S 158,–
Umgangsformen heute Die Empfehlungen des Fachausschusses für Umgangsformen. (4015) 312 S., 167 s/w-Fotos und 44 Abbildungen, gebunden.	DM/Fr 24,– S 192,–
Vorbereitung auf die Geburt Schwangerschaftsgymnastik, Atmung, Rückbildungsgymnastik. (0251) Von Sabine Buchholz, 112 S., 98 s/w-Fotos, kartoniert.	DM/Fr 6.80 S 55,–
Das Babybuch Pflege · Ernährung · Entwicklung. (0531) Von Annelore Burkert, 136 S., 8 Farbtafeln, zahlreiche s/w-Fotos, kartoniert.	DM/Fr 12.80 S 98,–
Wenn Sie ein Kind bekommen (4003) Von Ursula Klamroth, 240 S., 86 s/w-Fotos, 30 Zeichnungen, gebunden.	DM/Fr 19.80 S 158,–
Babys lernen schwimmen (0497) Von Jean Fouace, 96 S., 46 Abbildungen, kartoniert.	DM/Fr 9.80 S 78,–

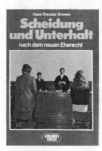 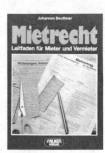

Scheidung und Unterhalt nach dem neuen Eherecht. (0403) Von Rechtsanwalt H.T. Drewes, 109 S., mit Kosten- und Unterhaltstabellen, kartoniert.	DM/Fr 7.80 S 65,–
Mietrecht Leitfaden für Mieter und Vermieter. (0479) Von Johannes Beuthner, 196 S., kartoniert.	DM/Fr 12.80 S 98,–
Arbeitsrecht Praktischer Ratgeber für Arbeitnehmer und Arbeitgeber. (0594) Von Johannes Beuthner, ca. 192 S., kartoniert.	DM/Fr 16.80 S 134,–

Wie soll es heißen? (0211) Von D. Köhr, 136 S., kartoniert.	DM/Fr 5.80 S 49,–
Warum bekommen wir kein Kind? (0566) Von Dr. med. Johann Klahn, ca. 112 S., viele Zeichnungen, kartoniert. Voraussichtl. Erscheinungstermin Mai 1982.	ca.* DM/Fr 8.80 S 70,–
So wird das Wetter (0569) Von Joseph Braun, 144 S., 46 s/w-Fotos, 6 Zeichnungen, kartoniert.	DM/Fr 9.80 S 78,–
Haus oder Eigentumswohnung Planung – Finanzierung – Bauablauf. (4070) Von Rainer Wolff, 352 S., 16 Farbtafeln, 237 Zeichnungen und Grafiken, gebunden.	DM/Fr 39,– S 312,–
So spare ich 1981/82 noch mehr Lohnsteuer/Einkommensteuer Der Lohnsteuerjahresausgleich 1981 · Die Einkommensteuererklärung 1981 · Der Antrag auf Lohnsteuerermäßigung 1982. (0605) 96 S., Formulare und Tabellen, kartoniert.	DM/Fr 14.80 S 118,–
Der Rechtsberater im Haus (4048) Von Karl-Heinz Hofmeister, 528 S., gebunden.	DM/Fr 39,– S 312,–
Erbrecht und Testament Mit Erläuterungen des Erbschaftssteuergesetzes von 1974. (0046) Von Dr. jur. H. Wandrey, 124 S., kartoniert.	DM/Fr 6.80 S 55,–
Straßenverkehrsrecht Beispiele · Urteile · Erläuterungen. (0498) Von Johannes Beuthner, 192 S., kartoniert.	DM/Fr 12.80 S 98,–
Falken-Handbuch **Astrologie** Charakterkunde · Schicksal · Liebe und Beruf · Berechnung und Deutung von Horoskopen · Aszendenttabelle. (4068) Von B.A. Mertz, mit einem Geleitwort von Hildegard Knef, 342 S., mit 60 erläuternden Grafiken, gebunden.	DM/Fr 29.80 S 238,–
Liebeshoroskop für die 12 Sternzeichen Glück und Harmonie mit Ihrem Traumpartner. Alles über Chancen, Beziehungen, Erotik, Zärtlichkeit, Leidenschaft. (0587) Von Georg Haddenbach, 144 S., 12 Zeichnungen, gebunden.	DM/Fr 6.80 S 55,–
Die 12 Sternzeichen im chinesischen Horoskop (0423) Von Georg Haddenbach, 128 S., Pappband.	DM/Fr 9.80 S 78,–
Falken-Astrologischer Kalender (0559) Von B.A. Mertz, 192 S., 73 s/w-Fotos, 34 Zeichnungen, 58 Vignetten, kartoniert.	DM/Fr 9.80 S 78,–
Aztekenhoroskop Deutung von Liebe und Schicksal nach dem Aztekenkalender. (0543) Von Christa-Maria und Richard Kerler, 160 S., 20 Zeichnungen, Pappband.	DM/Fr 9.80 S 78,–
Das Super-Horoskop (0465) Von Georg Haddenbach, 175 S., Pappband.	DM/Fr 9.80 S 78,–
Die 12 Sternzeichen Charakter, Liebe und Schicksal. (0385) Von Georg Haddenbach, 160 S., Pappband.	DM/Fr 9.80 S 78,–
Selbst Wahrsagen mit Karten Die Zukunft in Liebe, Beruf und Finanzen. (0404) Von Rhea Koch, 112 S., viele Abbildungen, Pappband.	DM/Fr 9.80 S 78,–
Wahrsagen mit Tarot-Karten (0482) Von Edwin J. Nigg, 112 S., 4 Farbtafeln, 52 s/w-Abbildungen, Pappband.	DM/Fr 14.80 S 118,–

Falls durch besondere Umstände Preisänderungen notwendig werden, erfolgt Auftragserledigung zu dem bei der Lieferung gültigen Preis

Bestellschein FALKEN VERLAG

Erfüllungsort und Gerichtsstand für Vollkaufleute ist der jeweilige Sitz der Lieferfirma. Für alle übrigen Kunden gilt dieser Gerichtsstand für das Mahnverfahren.
Ich bestelle hiermit aus dem Falken Verlag GmbH, Postfach 1120, D-6272 Niedernhausen/Ts., durch die Buchhandlung:

_____ Ex. _____

_____ Ex. _____

_____ Ex. _____

_____ Ex. _____

_____ Ex. _____

_____ Ex. _____

Name: _____

Straße: _____ Ort: _____

Datum: _____ Unterschrift: _____